평생 살 안 찌는 습관 만들기

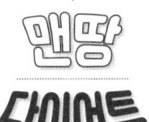
맨땅
다이어트

컨디션

트레이너

이희성

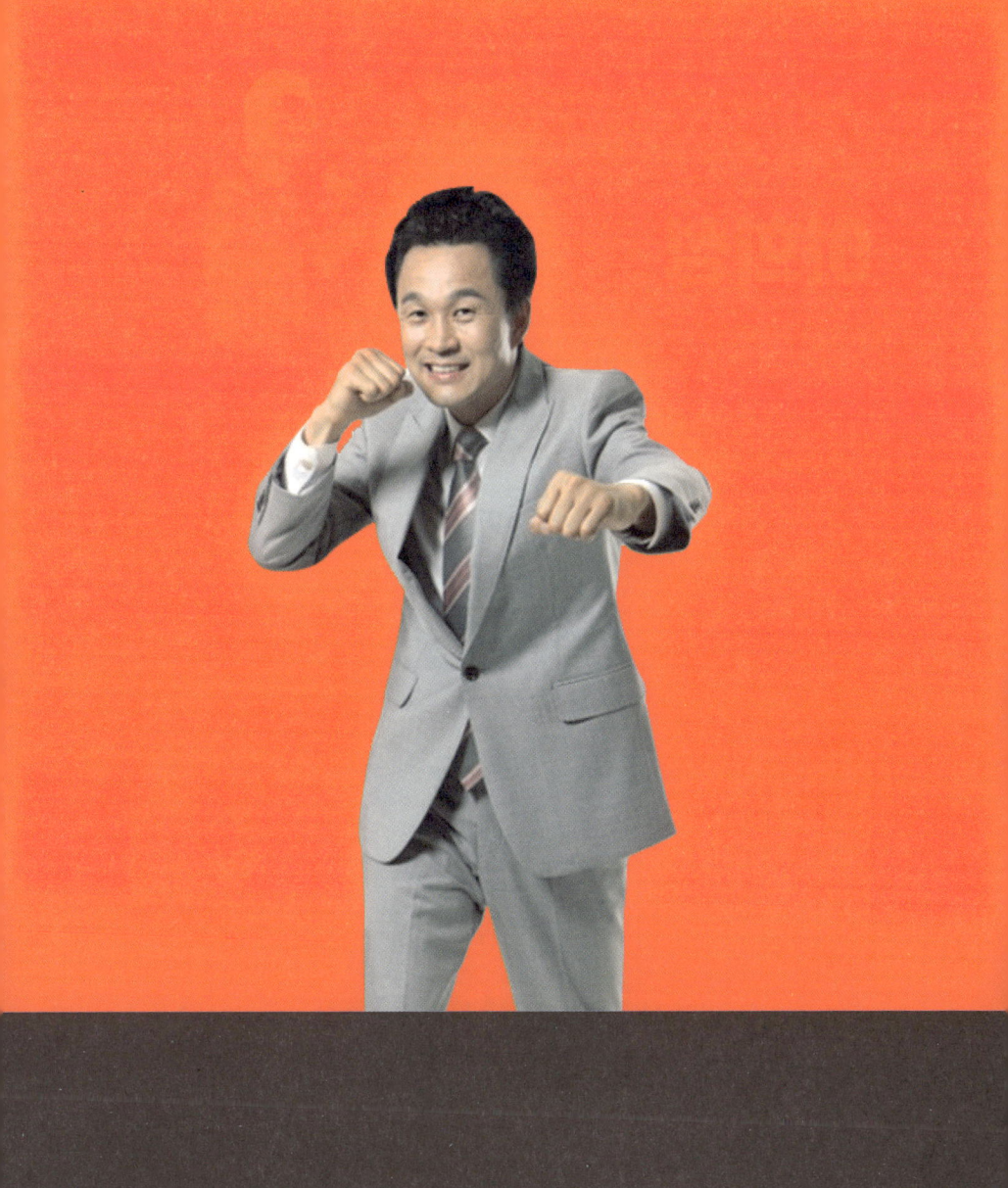

컨디션 트레이너
이희성

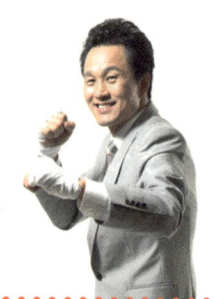

- 1982년 프로복싱 페더급 신인왕
- 운동공학 피지컬 트레이너(1991년)
- 연세대, 영화배우 축구단 트레이너
- 아테네 올림픽 핸드볼 팀 트레이너
- 대한민국 컨디션 트레이너 1호

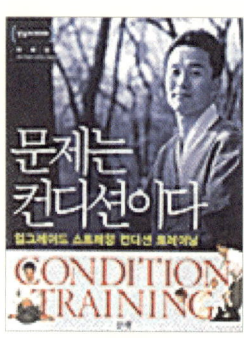 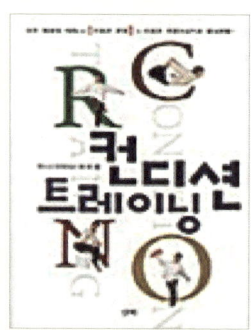 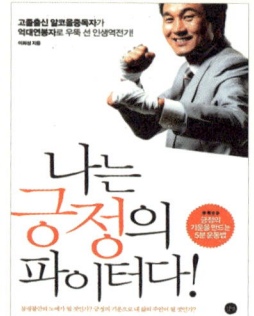

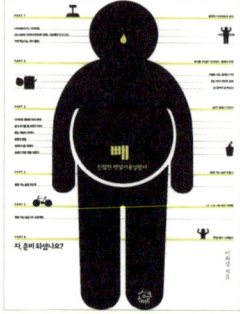 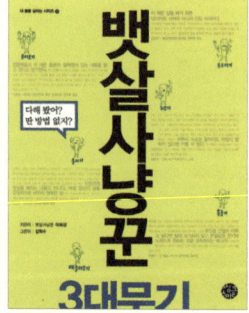

프로복싱 페더급 신인왕

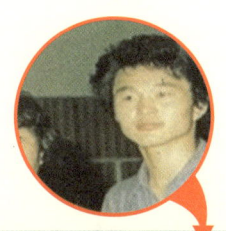
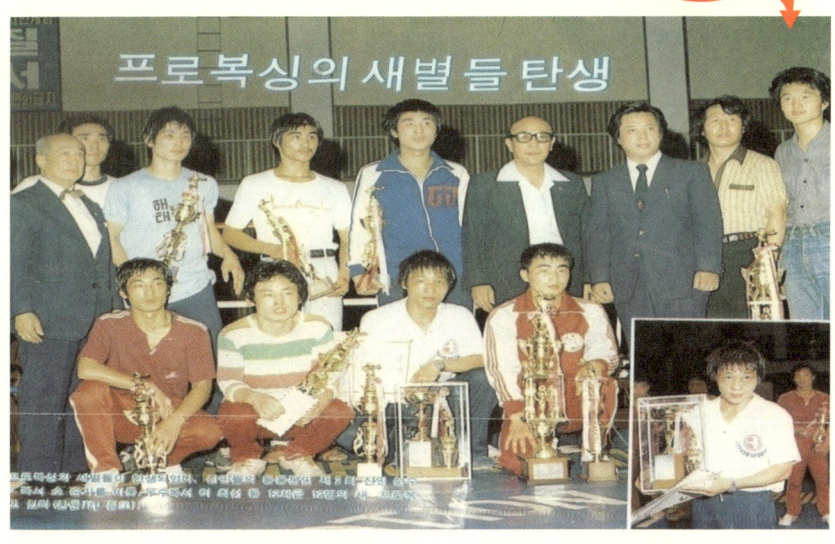

장충체육관에서
산삭디 무앙수린 6R KO승

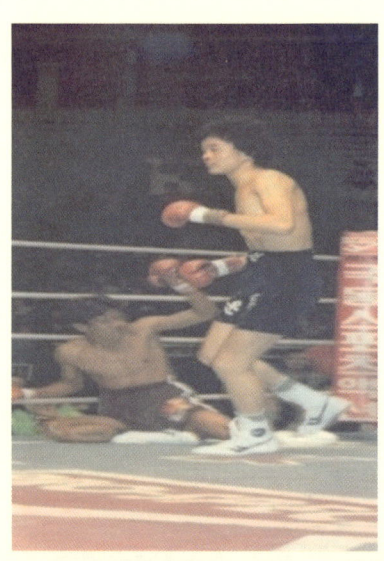
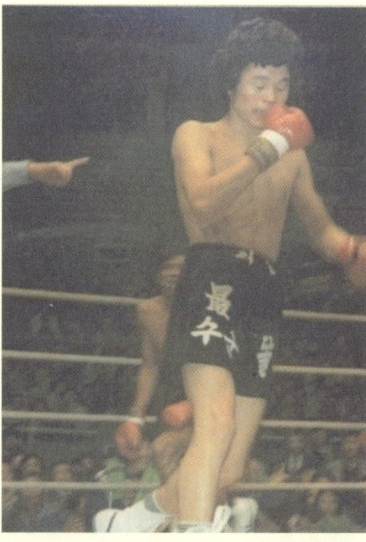
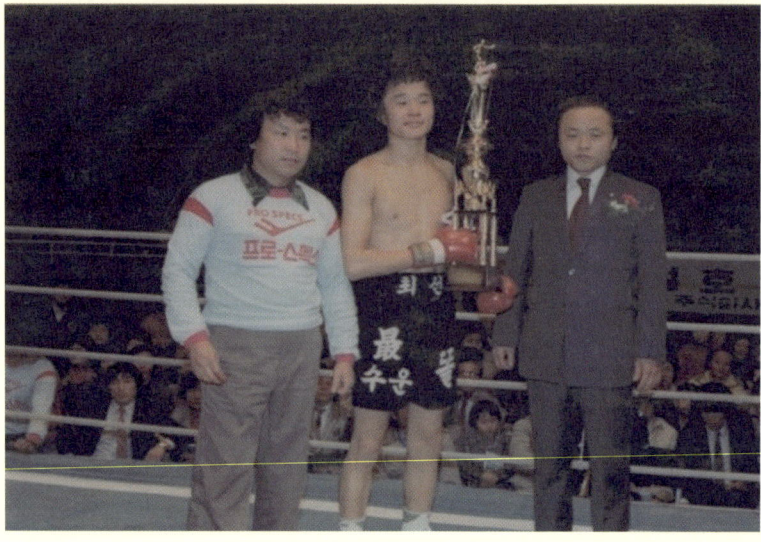

실패한 권투선수에서
강사가 되기까지

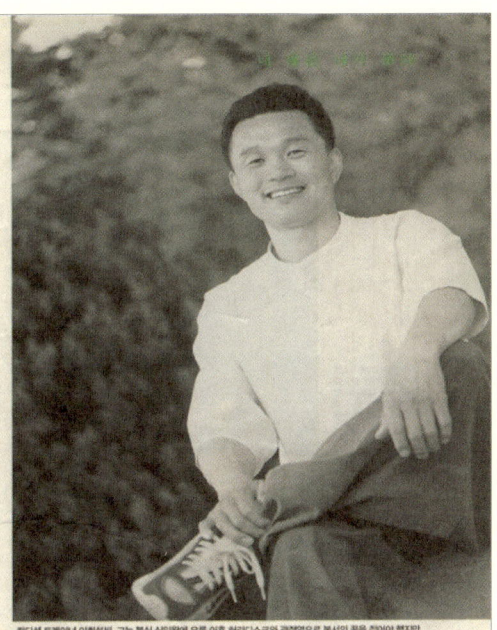

**고 3때 유명우와 함께 신인왕 등극
디스크·관절염 이기고 트레이너 변신**

"페더급 신인왕 이희성!"

링아나운서의 힘찬 목소리와 함께 그의 오른손이 번쩍 올려지고 관중들의 함성 속에 축포가 터졌다. 82년 복싱 신인왕 대회, 57kg급 이하 페더급의 최강자에 오르는 순간이었다.

"고 3때였어요. 복싱을 시작한 게 1학년 때였으니까 만 2년 만에 일반인들을 제치고 신인왕까지 오르게 된 거죠. 참, 유명우 선수도 저보다 한 단계 낮은 체급에서 고등학생 신분으로 신인왕에 올랐어요. 저희 두 사람에 대한 기대가 참 높았어요. 당시 한국 복싱은 전성기를 누리고 있었고, 특히 나이가 어려 앞으로 가능성이 많다는 이야기를 들었어요."

이후 그의 행보는 거칠 것이 없었다. 국내에서 동급의 선수들을 링에 녹아웃 시켰고, 태국에서 있은 원정경기에서도 보기 좋게 상대선수를 링에 눕혔다.

그러나 너무 급하게 달려온 탓일까. 동계훈련 도중 허리디스크와 관절염에 발목을 잡혀버린 것이다.

"너무 서둘렀던 것 같아요. 시합 일정도, 훈련 과정도 조금은 힘에 부치다는 생각이 들었으니까요. 동계훈련을 산악훈련으로 했거든요. 가파른 산길을 오르내리다 보니

컨디션 트레이너 이희성씨. 그는 복싱 신인왕에 오른 이후 허리디스크와 관절염으로 복서의 꿈을 잃어야 했지만 운동공학으로 완치, 그 효과를 사람들에게 전파하고 있다

**복싱 신인왕 출신, 허리디스크·관절염으로 좌절
운동공학으로 완치 후 컨디션 트레이너로 변신한 이희성씨**

안성기, 박중훈, 김종진 등
스타들이 먼저 효과 본 비법
'기분까지 풀어주는 컨디션 트레이닝'

회사원뿐만 아니라 가정주부까지 컴퓨터에 앉아있는 시간이 많다보니 어깨 결림, 허리 통증 등 그에 따른 부작용을 호소하는 사람들이 많다. 그럴 때마다 병원이나 물리치료실을 찾기란 직장에, 가정에 얽매여 있는 사람에게 쉽지 않은 일. 운동공학을 통해 자신의 허리디스크와 관절염을 완치한 이희성씨는 간단한 동작으로 몸은 물론 컨디션까지 풀 수 있는 방법을 소개한다. 이름하여 '컨디션 트레이닝'이다.

출처 - 《주부생활》 2001년 7월호

실패한 권투선수에서 강사가 되기까지

난 만성피로 쫓는 '컨디션 트레이너'

복싱 신인왕출신 '바른자세 건강교실' 이희성 실장

"제 직업은 컨디션 트레이너입니다."

최근 직장인들은 스트레스와 운동부족, 많은 시간 컴퓨터 작업 등으로 두통 어깨결림 허리통증 만성피로에 시달리고 있다. 이 문제를 직장에서도 손쉽게 할 수 있는 운동으로 풀어 컨디션을 회복시켜주는 일을 전문적으로 하는 사람이 있다. '컨디션 트레이너' 이희성씨(37)다.

'바른자세 건강교실' 실장인 이 트레이너는 스포츠마사지 스트레칭 운동처방과 심신 수련법인 기공 단전호흡 요가 등을 종합한 피로회복 및 능력향상 컨디션 트레이닝을 개발, 기아자동차 등 기업체에서 특강을 펼치고 있다.

가장 간단한 것은 '손가락 돌리기 건강법'. 오른손과 왼손 다섯손가락을 맞대고 우선 엄지부터 떼어 시계 반대방향으로 10번 정도 돌리고 새끼손가락까지 돌린다. 대뇌의 깊은 관계가 있는 손가락을 돌리면 대뇌를 자극해 두통 눈의 피로 어깨 결림 허리통증 등의 증상을 가볍게 할 수 있다는 것.

이 외에도 딱딱한 어깨 근육을 풀어주는 어깨 관절운동, 뱃살을 빼 주는 복부단련운동 등 10가지의 컨디션 트레이닝 법이 있다.

이 트레이너는 82년 페더급 신인왕 출신의 복서였다. 하지만 83년 디스크 관절염으로

운동·심신수련 종합
피로회복기법 개발
한달 200여곳 강의 '인기'

꿈을 접었다. 이때 병을 치료하기 위해 운동공학협회를 찾았고 완치 후 2년간 공부, 운동공학 트레이너 자격증을 따 본격적인 트레이너 생활에 나선 것.

현재 안성기 박중훈 등이 있는 영화배우 축구팀 '아리랑'과 연세대학교 야구팀의 트레이너도 하며 1달에 20여 곳에서 강연을 하고 있

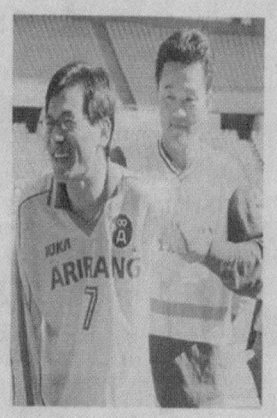

영화배우 안성기씨의 몸을 풀어주고 있는 이희성씨(오른쪽).

는 이 트레이너는 "컨디션 트레이닝 센터를 크게 열어 더 많은 사람들의 건강을 위해 일하고 싶다"고 말했다. (문의) 011-424-6208.

/강봉구 기자 bong@

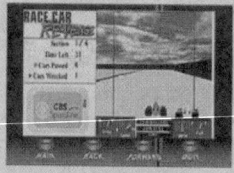

출처 - 《일간스포츠》 2001년 5월 12일

영화배우
아리랑축구단 트레이너

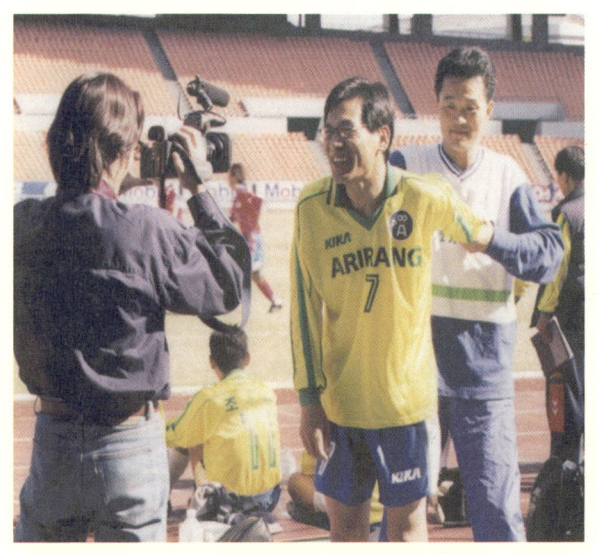

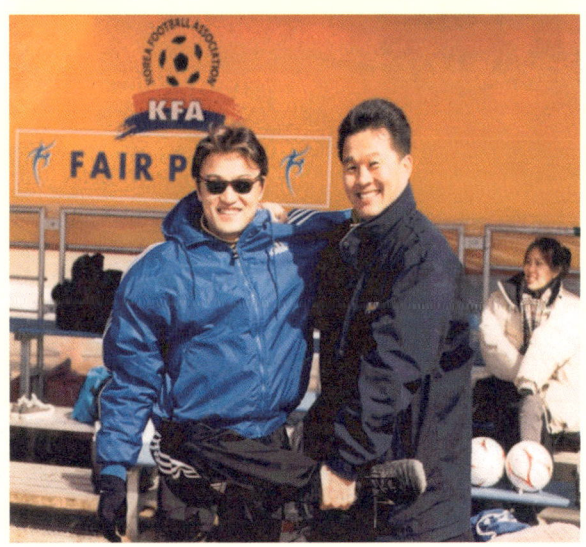

아테네올림픽
남자 핸드볼 대표팀

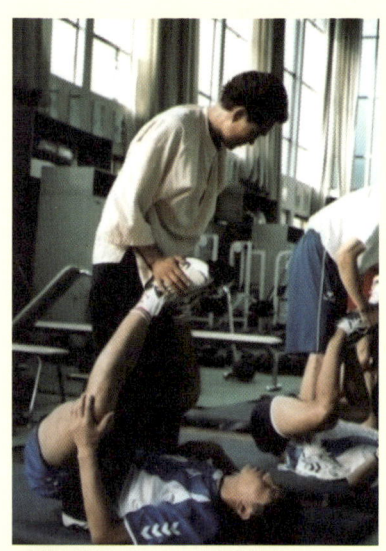
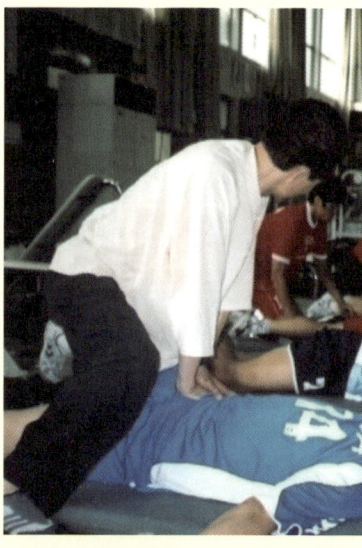
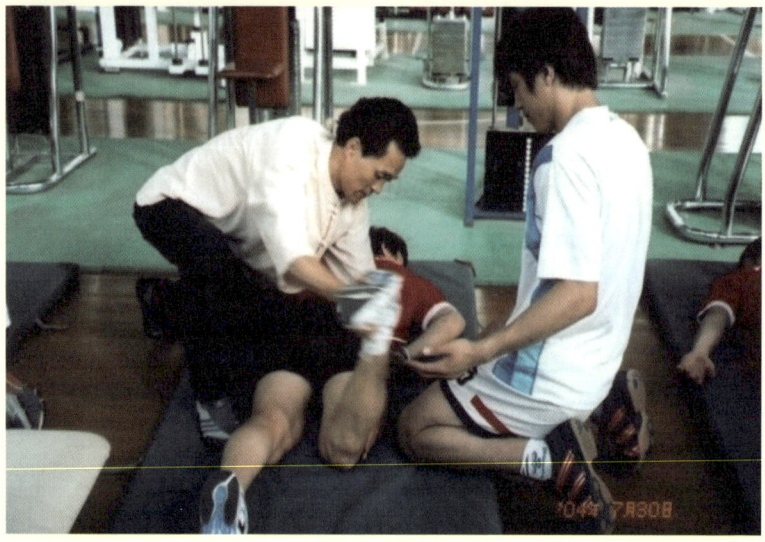

아테네올림픽
여자 핸드볼 대표팀 (우생순)

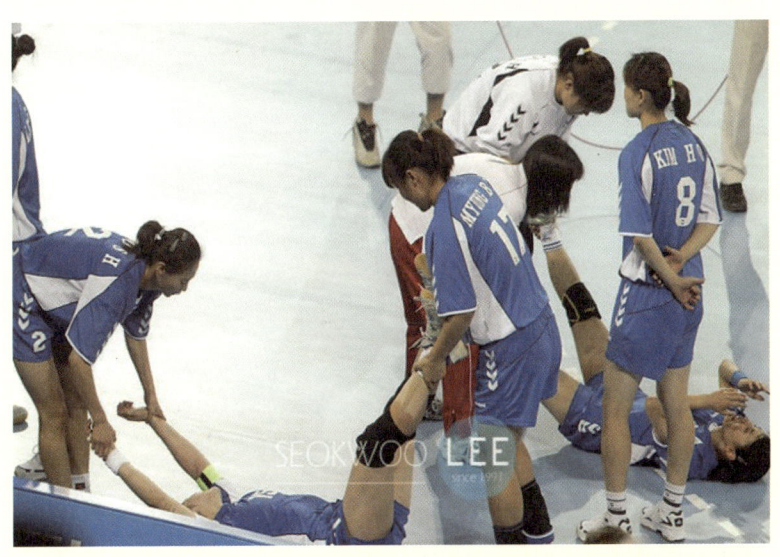

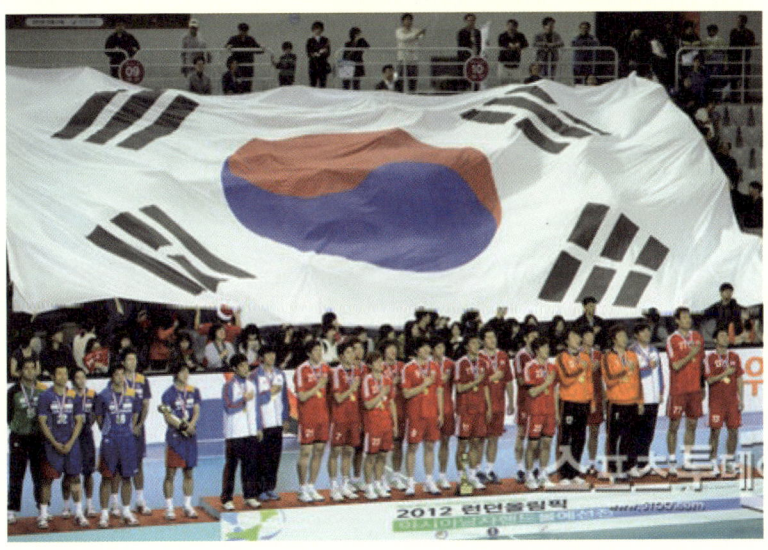

아테네올림픽
여자 핸드볼 대표팀 (우생순)

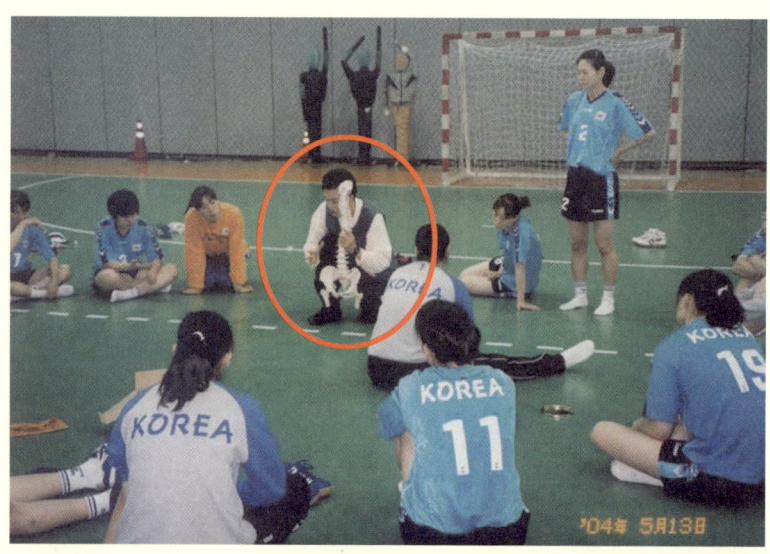
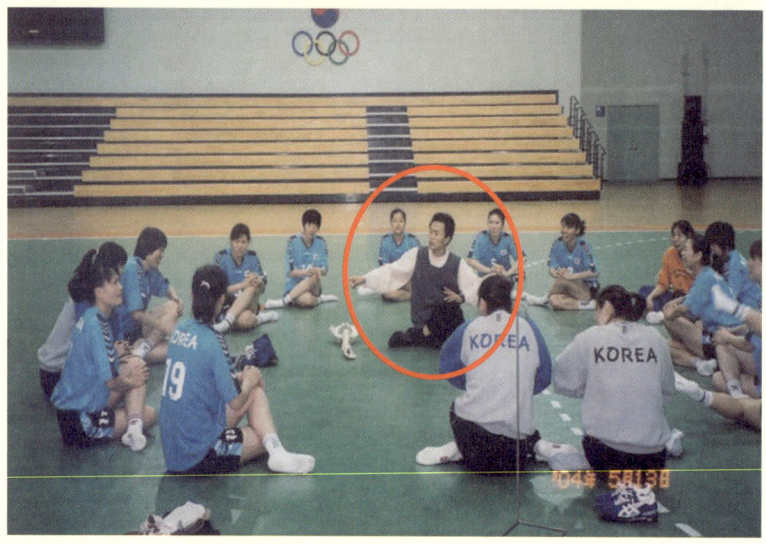

2014년 상명대 발레리나
(컨디션 및 체중조절)

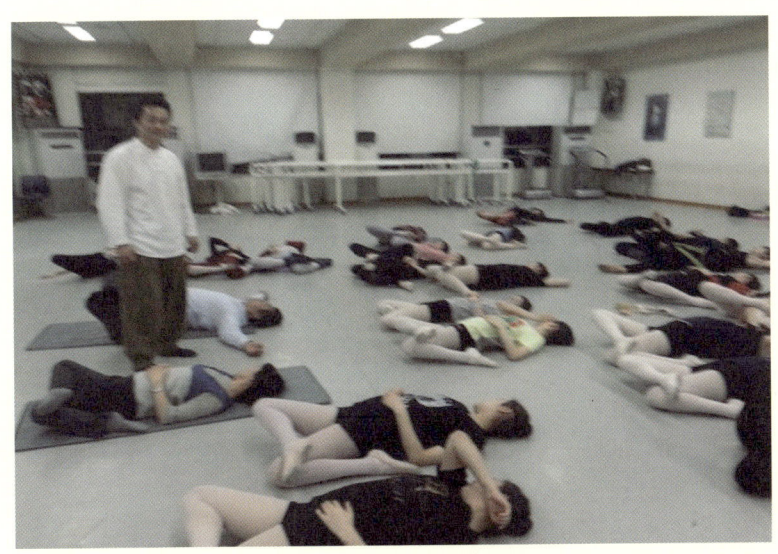

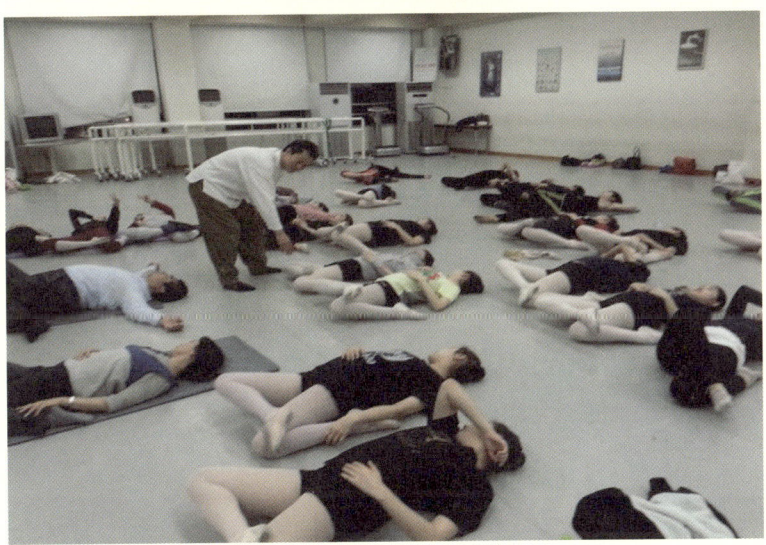

KBS 아침마당 목요특강
(컨디션이 좋아지면 인생이 바뀐다)

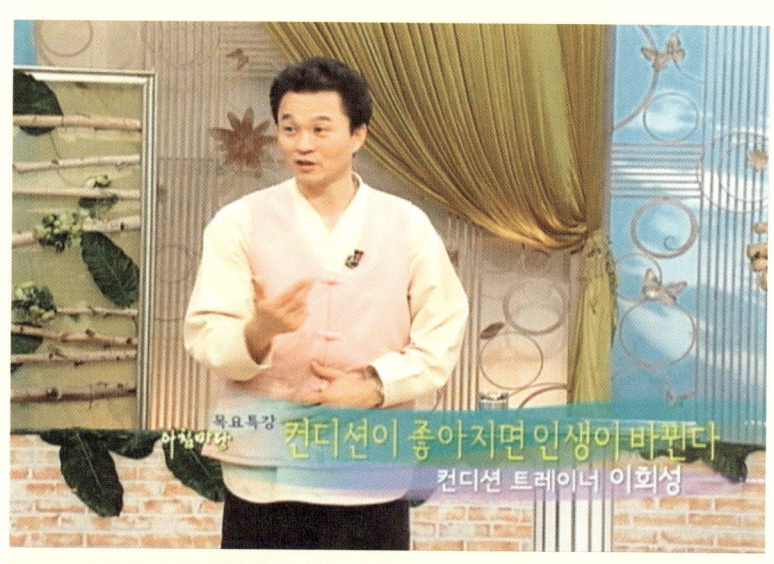

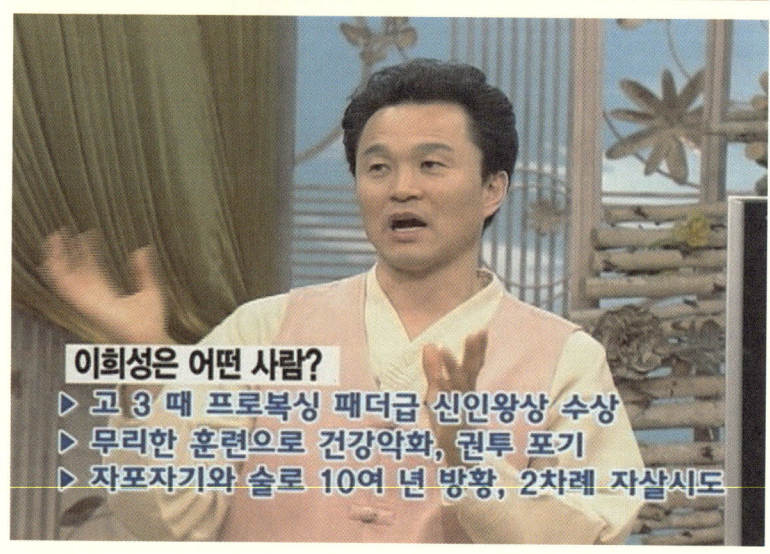

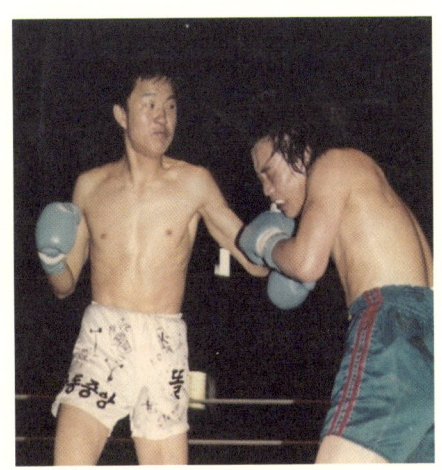

1982년 57kg
반복된 체중 감량의 선수시절

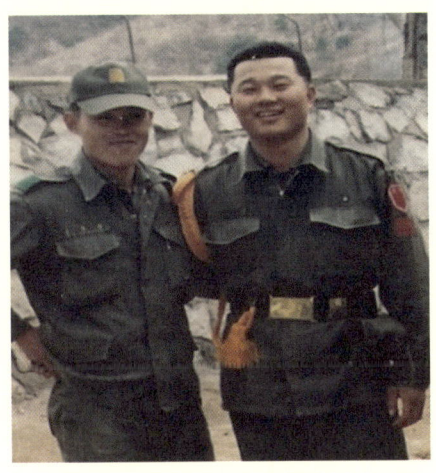

1986년 90kg
반복된 체중 감량의 후유증을 앓던 군시절

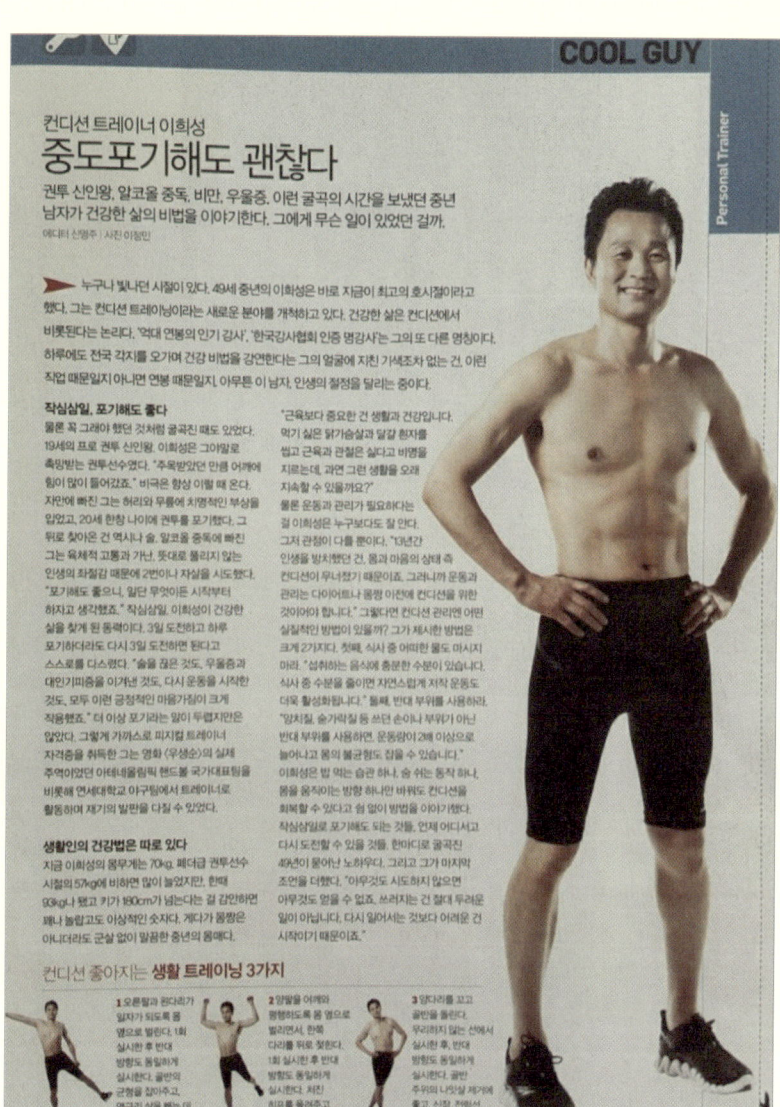

2013년 73kg

(Man's health 2013년 6월 호)

이젠 많이 먹고 운동을 안해도 살이 찌지 않는 상태

프롤로그

여기 실린 모든 내용은 나의 생생한 체험을 기록한 것이다. 나는 한때 프로복싱 페더급 신인왕 출신으로, 몸과 체중에 관한 한 누구보다 자신이 있었다. 그러나 무리한 체중 감량과 지옥훈련으로 몸과 정신에 충격이 가해져 허리 통증과 무릎관절염이 생겼다. 그 여파로 60kg의 체중이 순식간에 90kg까지 늘어 폐인이나 다름없는 생활을 하게 되었다. 권투를 중단한 것은 물론 인생 전체가 망가졌다. 나는 이 책을 읽는 사람들이 나처럼 무리한 다이어트로 건강을 잃어버린 후에야 건강의 소중함을 깨닫는 어리석음을 범하지 않기를 바란다. 그런 소망으로 이 책을 쓰기 시작했다.

다이어트를 안 해본 사람은 없을 것이다. 나는 부상으로 체중이 늘어날 때, 마음만 먹으면 불어난 체중을 쉽게 뺄 수 있다고 생각했다. 그러나 그건 착각이었다. 다이어트를 하면 할수록 체중이 증가한다는 사실을 깨달은 것이다.

  살찐 사람은 일반적으로 다이어트를 반복하다 살이 찌게 되고, 살이 안 찐 사람은 다이어트를 하지 않는다. 결국은 다이어트를 하면 할수록 살이 더 찔 확률이 높아진다. 이 사실은 권투선수 출신인 내가 경험해 봐서 잘 안다. 체중 증가의 원인은 반복되는 다이어트다. 만약 운동과 칼로리 계산으로 다이어트에 성공한다면 분명 비만 인구는 줄어들어야 한다. 그러나 다이어트 인구가 늘어날수록 아이러니하게도 비만 인구는 더 증가하고 있다.

  나는 이미 이 책의 전신인 《뱃살 사냥꾼》과 《빼, 친절한 뱃살 사용설명서》라는 두 권의 책을 통해 독자들과 뱃살에 관해 강의해 왔다. 체중 감량과 다이어트에 대한 정답은 없지만, 정답보다 해결책 즉 지혜를 얻어야 한다. 평생 살이 안 찌는 습관 만들기가 책의 제목인 '맨땅 다이어트'의 핵심이다.

  나는 직접 선수 생활했을 때인 1982년에 178cm, 60kg의 몸이 부상으로 1985년에 90kg까지 증가했던 과체중을 1989년에는 77kg까지 13kg을 감량하였고, 현재는 180cm에 73kg으로 25년째 군살 없는 몸과 최상의 컨디션을 유지하고 있다. 이것이 컨디션 다이어트, 일명 '맨땅 다이어트'의 본보기이고 결실이다. 현대의 바쁜 생활 속에 지쳐있는 우리들의 몸과 마음을 맨발로 맨땅을 걷는 것처럼 배가 고프면 자연스럽게 밥을 먹고, 갈증이 나면 물을 마시고, 운동을 하고 싶으면 체조나 스트레칭을 하여 살이 찐 사람은 살이 빠지고 마른 사람은 살이 좀 찌는 그런 건강법이다.

 끝으로 이 책의 출판을 기획하시고 마음 편히 글을 쓸 수 있도록 도와주신 바른북스 김병호 대표님과 책을 펴내는데 용기를 주고 큰 틀을 잡아주신 이인환 작가님, 문장 구성과 편집에 세심한 도움을 주신 김국현 작가님께도 뜨거운 감사를 드린다. 그리고 사랑하는 아내와 준혁, 재혁에게도 고마움을 표하고 싶다.

맨땅 다이어트의 탄생

나는 다이어트를 권하기보다 다이어트 정보가 엉터리라는 걸 알려주고자 한다. 1980년 고등학교 1학년 때 173cm에 55kg으로 복싱을 시작하기 전까지 나는 하루 다섯 끼에 야식으로 라면, 치킨, 도넛 등을 먹고 자도 살이 찌지 않는 빼빼 마른 체질이었다.

1982년에 178cm, 60kg으로 프로복싱 활동을 시작한 후 3kg을 감량하여 57kg에 페더급 선수 생활을 했다. 1983년에 부상으로 운동을 중단하니 1개월 만에 60kg에서 70kg으로 10kg이 증가, 계속된 다이어트의 도전과 실패로 체중은 75kg, 80kg으로 증가하였다. 1985년에는 90kg까지 늘어났다가 1988년에는 허리와 무릎 통증의 재발로 약을 먹으면서 식사량을 줄였더니 겨우 4kg이 감량되어 86kg이 되었다. 계속 다이어트를 했지민 허사였다.

그러다 자연식을 하면 살이 빠진다는 지인의 소개로 1989년 종로 5가에 있는 한국자연건강회를 찾아가 현미 자연식과 물에 대한 강의를 듣고 음식 명상을 체험하였다. 평소 주식처럼 먹던 빵과 우유, 도넛, 콜라, 튀김, 라면, 맥주와 치킨 등의 인스턴트 가공식품을 끊고 대신에 비빔밥, 된장찌개, 청국장, 순두부 등 밥 위주로 식사습관을 바꾸었다. 그 결과 먹어도 먹어도 배부름을 느낄 수 없었던 허기증과 폭식하는 습관이 사라지고 식사량이 줄어들었다. 기적이 일어났다. 그때 복싱도 가볍게 다시 시작했는데, 목숨 걸고 다이어트를 해도 빠지지 않던 체중이 3개월 만에 86kg에서 77kg으로 9kg이나 빠진 것이다. 그때의 감동은 지금도 생생하다. 군살이 빠지니 자신감이 살아나고 세상이 다 내 것 같았다.

1990년 3월부터는 운동공학협회에서 피지컬 트레이닝(physical training) 교육을 받으면서 1991년 5월 운동공학 피지컬 트레이너 자격증을 취득하고, 시간 날 때마다 단식, 수지침, 족침, 수기, 생채식 요법, 운동 역학을 추가로 수련하였다. 1993년부터는 트레이닝 센터를 세워서 1998년 연세대학교 야구팀, 2000년 영화배우 아리랑 축구단, 2004 아테네 남녀핸드볼 대표팀(우리 생애 최고의 순간), 2006년 (사)강사협회 42호 명강사, 2010년 KBS 〈아침마당〉 목요특강, 2014년 상명대 발레리나의 체력과 재활운동, 체중조절을 지도하였다.

인체의 한계를 오가며 100g 단위로 체중을 줄이고 극한 훈련을 했다가 몸을 망치고, 온갖 어려움 끝에 다시 일어나 수만 명에게 올바른 체중조절법을 전하고 있는 '몸 만들기의 선수' 컨디션 트레이너 이희성!

그때의 경험을 살려 우리나라 사람이면 누구나 평생 살 안 찌는 습관인 '맨땅 다이어트 운동'을 펼치는 최초의 컨디션 다이어터(condition dieter), 일명 '맨땅 다이어터(man-ddang dieter)'로 재탄생하게 된 것이다.

맨땅 다이어트 7단계, 살 안 찌는 습관 만들기

1. 아침 기상 후 기지개 켜기
2. 화장실에서 복부 마사지하기
3. 하루 세끼 먹기 (국물 줄이기)
4. 인스턴트 가공식품과 패스트푸드 줄이기
5. 야식 줄이기
6. 운동은 1분 체조, 5분 걷기
7. 하루 감사로 시작해서 감사로 마무리하기

목차

프롤로그
맨땅 다이어트의 탄생

PART 01 이희성의 뱃살 스토리

Chapter 01	다이어트는 미신이다	·· 030
Chapter 02	무리한 훈련과 체중 감량의 부작용	·· 032
Chapter 03	반복된 체중 감량의 후유증	·· 035
Chapter 04	몸으로 깨달은 뼈아픈 진실	·· 037
Chapter 05	4일에 5kg 감량, 이렇게 빼면 망한다	·· 040
Chapter 06	몸은 답을 알고 있다	·· 044
Chapter 07	당신은 다이어터(dieter)입니까?	·· 046
Chapter 08	미친 다이어트 성공률, 0.5%	·· 047
Chapter 09	해답은 가까운 곳에 있다	·· 049

PART 02 음식

Chapter 01	음식의 왕, 쌀	·· 056
Chapter 02	현미와 백미	·· 058
Chapter 03	반찬의 왕, 김치	·· 060
Chapter 04	제철 채소의 효능	·· 062
Chapter 05	단순하게 먹는다	·· 065
Chapter 06	음식과 식품첨가물	·· 068
Chapter 07	음식의 무게	·· 073
Chapter 08	국물을 먹으면 인생이 무겁다	·· 075
Chapter 09	아침을 안 먹으면 밤이 고통스럽다	·· 078
Chapter 10	씹으면 몸이 바뀐다	·· 080
Chapter 11	씹으면 능력자가 될 수 있다	·· 082
Chapter 12	어떤 탄수화물을 먹을까?	·· 084
Chapter 13	어떤 단백질을 먹을까?	·· 088
Chapter 14	야식은 인생을 망친다	·· 090
Chapter 15	최고의 성공은 절제력이다	·· 092

PART 03 물

Chapter 01	물에 대한 잘못된 신화	·· 099
Chapter 02	물 마시는 타이밍	·· 101
Chapter 03	왜 8컵의 물을 마셔도 살이 빠지지 않을까?	·· 102
Chapter 04	인간은 병사, 야생동물은 자연사	·· 104
Chapter 05	물은 모든 음식의 상극이다	·· 106
Chapter 06	강력한 살균제, 침	·· 108
Chapter 07	동물보다 못한 식습관	·· 110
Chapter 08	물을 먹다	·· 112
Chapter 09	소화가 된다는 거야?	·· 114
Chapter 10	따뜻한 물의 비밀	·· 116

PART 04 운동

Chapter 01	운동의 발명	·· 123
Chapter 02	운동에 대한 인식	·· 126

Chapter 03	운동을 올림픽 정신으로 할까, 놀이처럼 할까?	·· 128
Chapter 04	운동이 다이어트에 도움이 되려면?	·· 130
Chapter 05	러너스 하이(runners' high)의 장단점	·· 132
Chapter 06	살아있는 운동, 죽은 운동	·· 134
Chapter 07	좋은 운동이란?	·· 137
Chapter 08	좌우 반대로 운동법	·· 139
Chapter 09	식스팩의 선구자, 이소룡	·· 141
Chapter 10	스트레스는 인터벌 트레이닝으로	·· 143
Chapter 11	운동은 평생 놀이처럼	·· 145
Chapter 12	깊은 잠을 자고 싶다면 운동을 해라	·· 147

 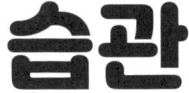

PART 05 습관

| Chapter 01 | 습관을 바꿀 것인가, 만들 것인가? | ·· 154 |
| Chapter 02 | 맨땅 다이어트 7단계 하루 실천 | ·· 156 |

에필로그

PART 1

평생 살 안 찌는
습관 만들기
맨땅
다이어트

이희성의
뱃살
스토리

Chapter 01

다이어트는 미신이다

미신이라는 말은 다이어트에도 적용될 수 있다. 다이어트를 했는데 '오히려 살이 더 찌더라.'는 말이다.

다이어트를 하면 살이 빠지는 게 당연한데 이게 무슨 소리인가. 대부분의 다이어트 방법은 일시적으로 체중이 줄지만, 시간이 지나면 체중이 늘어나는 경우가 많다. 그 증거로 살이 찐 사람들은 다이어트를 반복하는 편이고, 살이 찌지 않은 사람은 다이어트를 거의 하지 않는다.

우리 몸은 소식(小食)이나 단식, 원푸드 다이어트(one food diet) 등 각종 다이어트에 저항하는 습성이 있다. 대신에 스스로 알아서 소화, 흡수, 배설을 시키며 체온과 체중을 일정하게 유지하려는 항상성과 자연 회복력을 가지고 있다. 다이어트를 하면 배가 고파도 억지로 참고 힘들게 운동을 해야 하는데, 이때 몸은 엄청난 스트레스를 받아 우리 몸이 가지는 항상성과 자연 회복력이 깨어지게 된다. 마치 손가락으로 누르고 있는 스프링처럼 언젠가는 튀어 오르게 되는 것과 같은 이치다.

인류는 수천 년 전부터 수렵과 사냥 등으로 생존해 왔다. 원시시대에는 언제 굶을지 몰라 우리 몸은 생존을 위해 먹는 대로 영양을 비축해야만 했다. 이러한 영양 비축기능을 알지 못하고 몸에 대한 근본적인 이해도 없이 단순하게 칼로리 섭취량을 줄여 운동으로 체중을 감량한다는 것은 바로 실패로 이어지게 마련이다.

그동안 단식, 야채 효소, 다이어트 식품, 다이어트 운동 등이 돌아가며 유행했지만, 결과는 어떤가. 비만 인구만 더 늘어났다. 단기간 체중만 빼려고 했지, 몸과 다이어트의 상관관계에 대해서는 모르고 있었기 때문이다. 비만의 원인을 과식과 운동 부족이라고 하는데, 나의 경험상 적게 먹고 운동을 해도 다이어트에 성공하지 못했다.

Chapter 02

무리한 훈련과 체중 감량의 부작용

‖ 신인왕 이희성(이최선)

나는 프로복싱 페더급(55.34kg~57.150kg) 신인왕 출신이다. 다이어트에 대한 이론과 다른 사람들의 몸매나 체중을 잡아주는 제삼자로서의 트레이너가 아니라, 나 자신이 스스로 피눈물 나도록 체중을 감량했던 사람이다. 지난 1982년, 178cm의 키에 평상시 60kg의 체중을 유지하다가 3kg을 감량하며 57.150kg의 페더급 체중으로 선수 생활을 했다.

복싱의 인기가 절정이었던 시절, 얼마나 힘들게 운동을 하고 살을 뺐는지 30년의 세월이 흐른 지금도 그때만 생각하면 몸서리가 쳐진다. 하지만 링 위에만 올라가면 어찌나 신이 났던지, 내 몸이 망가지는 줄도 모르고 미친 듯 훈련만 했다. 그 결과 고등학교 1학년 때 시작해서 3학년 때 신인왕에 올랐다. 그러나 무리한 운동과 잘못된 식습관으로 한순간에 인생이

나락으로 떨어졌기에 그때의 어리석음을 이제 고백하고 싶은 것이다.

　나는 서울 강남의 영동고등학교를 나왔다. 복싱부가 없어 정상수업을 마치고 학교가 파하면 능동에 있는 극동체육관에서 저녁 6시부터 8시 30분까지 복싱연습을 했다. 그때 아래의 기본 복싱훈련을 나는 쉴 틈 없이 몰아쳐서 했다.

1. 스트레칭 2라운드
2. 줄넘기 4라운드
3. 섀도복싱 4~8라운드
4. 스파링 4~6라운드
5. 펀칭볼 3라운드
6. 복근운동 200회
7. 팔굽혀펴기 100회
8. 맷집운동 3분
9. 몸풀기 스트레칭 3라운드

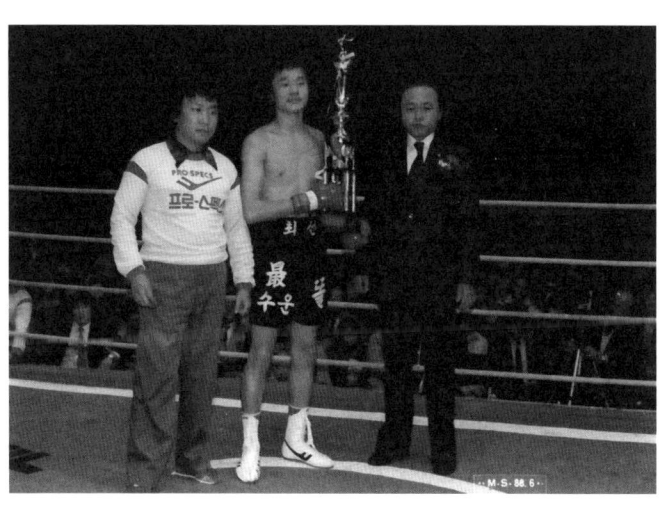

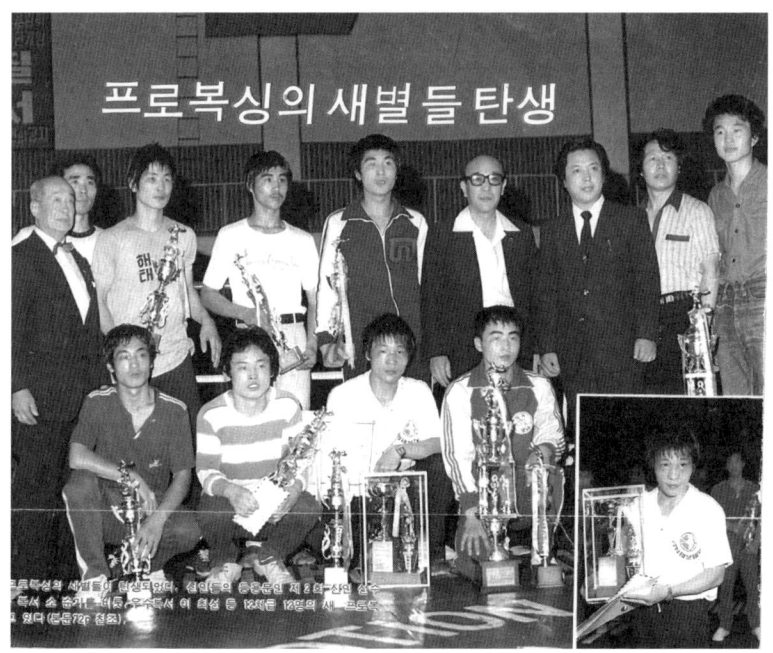

[복싱 선수 생활 사진]

60kg의 체중을 유지해야 하기에 물도 마음대로 못 마시고 무릎과 허리가 조금씩 아팠지만, 꾹 참고 달렸다. 견딜 만하다고 생각했는데 그건 나의 짐작일 뿐 결국에는 몸이 비명을 지르게 되었다.

산악훈련을 마치고 집으로 돌아오는데, 순간적으로 허리가 끊어지는 통증 때문에 길거리에 주저앉았고 곧바로 병원으로 실려 갔다. 척추디스크와 관절염으로 인한 고통의 시간이 시작되었다.

Chapter 03

반복된 체중 감량의 후유증

 권투선수에게 체중 감량은 경기의 승패를 좌우한다. 체중을 감량할 때 칼로리보다 중요한 것은 음식의 신선도와 포만감이다. 일부 연예인과 운동선수, 트레이너들은 몸이 재산이기 때문에 목숨 걸고 직업적으로 체중을 조절한다. 그러나 그들도 방송이나 운동을 중단하면 체중이 원래대로 불어나게 된다.

 1983년 3월, 나는 척추디스크와 관절염으로 운동을 중단하니 평상시 60kg의 체중이 1개월 만에 70kg으로 늘었다. 그 후 병원 치료와 다이어트를 반복했지만, 체중은 좀처럼 줄어들지 않았다. 병원 주치의는 허리 **통증과** 관절염 치료를 위해서는 **체중** 감량이 필수라고 했다. 나는 다시 다이어트에 도전했지만, 실패에 실패를 거듭하면서 체중은 75kg, 80kg, 85kg, 90kg까지 속수무책으로 늘어났다.

이때부터 나는 자신감을 상실하여 하루하루의 삶이 무의미해지기 시작했다. 세계챔피언이 되기 위해 죽을 것 같은 갈증과 배고픔을 견디며 아침 로드워크와 산악훈련을 했던 나는 결국 척추디스크, 무릎 부상, 체중 증가와 체중 감량 실패로 점점 폐인이 되어가고 있었다. 빠지지 않은 뱃살과 계속되는 허리 통증, 무릎 통증은 나의 존재를 완전 쓸모없는 인간으로 만들어갔다.

당시 다이어트에 성공하지 못한 것이 의지력 부족 때문이라 생각했지만, 그건 의지력 문제가 아니라 반복된 다이어트의 후유증과 인스턴트 가공식품, 패스트푸드 등의 정크푸드였다는 것을 나중에야 알게 되었다.

돌이켜보면, 내가 계속해서 적게 먹고, 운동해도 다이어트에 실패했던 이유는 다음과 같다.

1. 인간관계에서 오는 스트레스였다. 다이어트를 잘하다가도 스트레스를 받으면 소주에 감자탕, 맥주에 치킨을 즐겼으며, 체중이 증가할 때마다 굶고 먹기를 반복했다.
2. 인스턴트 가공식품과 정크푸드를 너무 좋아했다. 햄버거, 피자, 핫도그, 햄, 소시지, 빵, 라면, 도넛, 튀김, 케이크 등에 함유된 MSG, 액상과당, 인공감미료, 트랜스지방이 첨가된 음식은 배불리 먹어도 뇌는 배부름을 느끼지 못하여 후식으로 커피, 과일, 과자 등의 디저트가 당긴다. 그야말로 먹어도 먹어도 채워지지 않는 배고픔이었다.

Chapter 04

몸으로 깨달은
뼈아픈 진실

권투선수들은 경기에 임할 때 100g, 200g을 빼려고 힘겨운 고통의 시간을 보낸다. 그래서 그들에게 체중 감량 전문가라는 별명이 붙는다. 하지만 매일 같이 쉴 틈 없는 강훈련과 체중 감량의 부작용으로 결국에는 먹는 대로 살이 찌는 체질로 변한다.

1980년 당시 173cm의 키에 55kg으로 아무리 많이 먹어도 살이 찌지 않았지만, 반복된 운동과 체중 감량 노력은 1982년 57kg의 페더급 선수를 3년 만에 90kg의 헤비급 체중을 가진 비만 체질로 만들었다. 이 현상은 다른 동료들도 비슷한 경험을 한다.

1982년 11월 28일, 상충체육관에서 태국의 산삭디 무앙스린 선수를 6라운드에 KO로 눕히고 그해 최고 유망주가 되었던 내가, 눈 깜짝할 사이에 부상과 함께 체중이 늘어나기 시작했다.

여기서 중요한 사실이 하나 더 있다. 세계챔피언들이 방송에서 피눈물 나게 훈련하는 모습을 자주 보았기에 나도 혹독한 훈련을 견디면 세계챔피언이 된다는 확신을 하고 트레이너와 함께 강도 높은 지옥훈련을 반복했다. 그러나 하나 모르는 것이 있었다. 강도 높은 훈련을 하면서 충분한 휴식과 풍부한 영양을 공급해야 한다는 사실이었다. 그러나 운동이 끝나면 슈퍼에 가서 콜라 360㎖짜리를 순식간에 마시고 집에 오면 밥과 사골국을 잘 씹지도 않고 두 공기를 국에 말아 먹었다. 잠자기 전에는 야식으로 도넛, 단팥빵, 아이스크림을 먹고 아침 기상 후 달리기를 마치면 아침밥에 항상 300g의 소시지와 햄을 먹었다.

한마디로 격한 훈련을 하면서 열량은 높고 영양은 부족한 식사를 계속해서 반복했다.

체중은 많은 부분 음식이 좌우한다고 해도 과언이 아니다. 특히 콜라, 국물 음식, 도넛, 단팥빵, 아이스크림, 소시지와 햄을 수시로 먹으면서 강도 높은 훈련을 반복하면 관절과 근육에 피로가 누적으로 부상의 위험이 크다.

이미 지나간 일이지만 운동이 끝나고 콜라 대신 미지근한 물을 천천히 마시고, 국물 음식은 국물을 빼고 밥과 반찬 위주로 잘 씹고, 우유 대신 과일 음료를, 햄과 소시지 대신 달걀이나 고기를 먹었다면 부상도 예방되고 세계타이틀에 도전하여 세계챔피언이 되지 않았겠냐는 아쉬움이 있다.

보통 복싱경기가 끝나면 음식을 마음껏 먹을 수 있는데, 경기 전 체중 감량의 고통이 심한 탓에 고통을 줄이기 위해 음식을 적게 먹으려고 결심한다. 그런데 배가 고픈 상태에서 음식을 먹으면 음식 맛에 이성을 잃게 되고, 그동안 체중 감량으로 배가 고팠던 스트레스를 먹는 것으로 풀게 된다. 이는 아침과 점심을 거르고 배가 고픈 상태에서 저녁을 먹으면 폭식하는 경우와 비슷하다.

복싱 선수들은 시합에 대비해 하루 6번 정도의 체중을 점검한다. 아침에 기상할 때와 아침 운동 전후, 오후 운동 전후, 저녁 식사 후, 취침 전. 그렇게 체크 하지 않으면 50g, 100g을 다투는 계체량을 통과하기 어렵다.

물 한 모금과 50g, 100g까지 통제하는 체중 감량! 이처럼 먹는 것을 극단적으로 줄이면 몸과 잠재의식은 그 과정을 원한처럼 깊이 기억한다. 경기가 끝나고 음식을 먹으면 그동안 배고팠던 스트레스를 잠재의식이 기억하고 있다가 폭식으로 뇌에 보상하는데, 이때는 음식을 적게 먹으려해도 음식조절이 절대 의지대로 안 된다.

폭식이 반복되어 뱃살이 나오면, 정신력은 약해지고 잠재의식은 서서히 게으름을 피우거나 미루는 습관이 생긴다.

Chapter 05

4일에 5kg 감량, 이렇게 빼면 망한다

선수 시절, 나흘 동안 5kg을 감량했던 당시의 스케줄을 공개하면 다음과 같다. 이해하기 쉽게 100g 단위로 작성했고, 운동과 음식은 예측해서 기록하였다. 일주일간 여행을 다녀온 뒤 4~5kg가량 늘어난 체중을 감량한 것이다.

1일차

아침 기상 후	65kg
화장실 다녀온 후	64kg
1시간 달리기 (8km)	63kg

아침 식사 (밥 200g, 반찬 200g, 주스 100g)	63.5kg
화장실 다녀온 후	63.3kg
물 마신 후	63.5kg
점심 식사 (토스트 200g, 우유 300g)	64.0kg
복싱훈련 (2시간 30분)	62.4kg
저녁 식사 (밥 100g, 고기 200g, 반찬 200g, 물 100g)	63kg
화장실 다녀온 후	62.8kg
취침 전	62.8kg

2일차

화장실 다녀온 후	62.0kg
8km 달리기 (1시간)	61.0kg
아침 식사 (밥 200g, 반찬 200g, 주스 400g)	61.6kg
화장실 다녀온 후	61.4kg
점심 식사 (토스트 200g, 우유 200g)	61.8kg
복싱훈련 (2시간 30분)	60.3kg
저녁 식사 (밥 200g, 고기 200g, 반찬 200g)	60.9kg
물 마신 후	61.1kg
화장실 다녀온 후	60.9kg
취침 전	60.9kg

3일차

화장실 다녀온 후	60.2kg
7km 달리기	59.4kg
아침 식사 (밥 200g, 반찬 200g, 주스 100g)	59.9kg
화장실 다녀온 후	59.8kg
점심 식사 (토스트 200g, 우유 200g)	60.2kg
복싱훈련 (2시간 30분)	59.2kg
물 마신 후	59.4kg
화장실 다녀온 후	59.3kg
저녁 식사 (밥 200g, 고기 200g, 반찬 100g, 물 100g)	59.9kg
취침 전	59.9kg

4일차

화장실 다녀온 후	59.3kg
6km 달리기	58.5kg
아침 식사 (밥 200g, 채소 200, 물 200g)	59.1kg
화장실 다녀온 후	58.9kg
점심 식사 (토스트 200g, 우유 200g)	59.3kg
복싱훈련 (2시간)	58.5kg
물 마신 후	58.7kg
화장실 다녀온 후	59.4kg
저녁 식사 (밥 100g, 고기 200g, 채소 200g, 물 200g)	59.2kg
취침 전	59.2kg

나흘 동안 고통스럽게 5kg을 **빼**더라도 그 뒤 이틀 동안 마음껏 먹으면 순식간에 5kg이 찐다. 체중은 돈과 같다. 돈은 쓰기는 쉬워도 벌기는 어려운 것처럼 체중은 늘리기는 쉬워도 **빼**기는 어려운 법이다.
　위의 계획대로 음식을 먹으면서 아침에는 로드워크, 오후에는 체육관에서 복싱연습을 했다. 운동을 강하게 하고 나면 머리가 빙빙 돌기도 했다. 내가 선택한 다이어트 방식으로 치면 전문가 수준이라 해도 손색이 없었다. 그런데 그렇게 할수록 나의 몸은 나도 모르게 망가지고 있었다. 지금도 치열하게 다이어트를 하고 계신 분들이 주변에 너무나 많다. 괴롭더라도 더 힘들게, 더 강하게 허리띠를 졸라매서 살을 **빼야** 한다고 생각하는 사람들이 많은데, 그렇게 해봤자 끝까지 괴로울 뿐이다.

Chapter 06

몸은
답을 알고 있다

　'당신도 1개월에 5kg을 뺄 수 있다.'는 다이어트 광고를 주변에서 흔히 볼 수 있다. 그러나 6개월 후에도 빠진 체중을 그대로 유지할 수 있다는 광고는 아무 데도 없다. 다이어트를 하려면 최소한 6개월 이상 할 수 있는 다이어트를 시도하라. 만약 그럴 수 없다면 다이어트는 애초부터 하지 마라.

　지금의 다이어트 방식으로는 인간의 자연스러운 본능을 억제하기 때문에 대부분 실패한다. 사람은 누구나 배가 고플 때 음식을 먹고, 갈증이 날 때 물을 마시고, 운동하고 싶을 때 운동을 하고, 졸릴 때 잠을 자는 것이 가장 자연스러운 삶이다.

　그러나 다이어트는 배가 고플 때 배고픔을 참아야 하고, 갈증이 나지 않아도 물을 많이 마셔야 하고, 운동도 힘들게 반복해야 하고, 졸릴 때 배가 고파서 잠이 안 온다는 것이다. 그런데 단기간 고통스럽게 살을 뺀다 해도 다시 정상적인 식사를 하면 다시 찐다는 것이다.

그러기에 다이어트는
우리의 몸과 마음의 자유를 박탈한다.

Chapter 07

당신은 다이어터 (dieter)입니까?

포털 사이트 다음(daum)에 연재되었던 〈다이어터〉라는 웹툰에서 처음 사용한 바 있는 다이어터(dieter)란 '다이어트를 하는 사람'이란 신조어이다.

그 만화에서는 다이어트를 왜 해야 하고 어떻게 해야 하는지, 특히 운동과 식단에 대한 합리적이고 과학적인 사실을 이해하기 쉽게 설명하고 있다. 그런데 대부분은 제대로 실천하기 어렵다. 이것은 이 만화만의 문제가 아니라 다른 수천 가지 다이어트 방법들에 공통되는 현상이다. 멋진 트레이너에게 개인 지도(PT)를 받아도, 값비싼 다이어트 식품을 먹어도, 심지어는 위를 잘라내는 수술을 받더라도 마찬가지다.

그것은 학창시절 때 영어를 10년 동안 배워도 상당수가 미국인을 만나면 영어가 되지 않는 것과 비슷한 현상이다. 영어를 잘하려면 미국 원어민에게 실전 위주로 배우는 것이 더 현명한 방법이듯 말이다.

Chapter 08

미친 다이어트 성공률, 0.5%

적게 먹고 운동을 열심히 했는데 뱃살이 빠지지 않았다면 누구 책임인가? '운동은 안 하고 많이 먹어서'라고 자기 책임으로 돌린다. 그것이 왜 여러분의 책임인가.

내가 오랫동안 알고 지낸 한 여성은 고등학교 1학년 때 체격이 167cm에 55kg이었는데, 스스로 뚱뚱하다며 다이어트를 시작했다. 20여 년 동안 안 해본 다이어트가 없고 지금도 다이어트 중이라 한다. 하지만 지금은 고등학교 때보다 15kg이 더 늘어난 70kg이다. 다이어트를 20년이나 했으면 다이어트 달인이 되어 모델 같은 몸매를 유지해야 하는 것 아닌가? 그래서 다이어트 정보는 엉터리다.

워싱턴포스트지의 기사에 따르면 처음 200명이 다이어트를 하면 목표치에 도달하는 사람이 20명, 그중에 빠진 체중을 2년 동안 유지하는 사람은 딱 1명, 199명은 다이어트에 실패한다. 그래서 다이어트 성공률은 0.5%라고 한다.

우리는 지금 비정상적인 다이어트를 맹목적으로 열심히 따라 한다. 건강해지려면 다이어트를 하지 마라. 대신에 살이 찌지 않는 습관을 만들어라. 이것이 '맨땅 다이어트 7단계'이다. 이를 간단히 정리하면 다음과 같다.

1. 아침 기상 후 기지개를 켜자.
2. 화장실에 가서 복부를 마사지하자.
3. 하루 세끼 국물을 줄이자.
4. 인스턴트 가공식품과 패스트푸드를 줄이자.
5. 야식을 줄이자.
6. 운동은 1분 체조, 5분 걷기로 활동량을 높이자.
7. 하루 감사로 시작해서 감사로 마무리하자.

Chapter 09

해답은 가까운 곳에 있다

1985년에 90kg의 체중은 1989년에 86kg까지 줄었지만, 그 이후로는 전혀 변화가 없었다. 이때 나의 머릿속에는 항상 '살을 빼야 해'라며 조금만 먹겠다고 결심하지만, 수저를 들면 음식 맛에 이성을 잃어 항상 과식하고, 곧바로 과식한 걸 후회하곤 했다. 그리고 식사 때는 항상 텔레비전이나 신문을 보면서 먹었다.

그러나 1989년 자연건강회에서 자연 식이요법과 음식 명상을 체험하고부터는 식사습관이 바뀌었다. 음식 명상이란 음식을 먹기 전에 1분간 음식을 바라보고 나서 음식과 햇빛, 땅, 바람, 비, 농부에게 감사기도를 하고 음식 맛을 음미하며 정성껏 씹는 것이다. 음식 명상을 실천하면서 많이 걷고 스트레칭을 하면서 햄버거, 콜라, 빵과 우유, 도넛, 튀김, 라면, 치킨 등 인스턴트 가공식품을 끊었더니 허기증이 사라지고 군살이 빠지기 시작했다. 다이어트를 전혀 하지 않았는데 3개월 만에 86kg에서 77kg으로 9kg이나 빠진 것이다.

한편 운동은 복싱체육관에서 약 40분가량 했다. 허리와 무릎이 좋지 않아 몸만 가볍게 푸는 줄넘기와 가벼운 섀도복싱(shadow-boxing), 몸풀기 등으로 3개월간 꾸준히 했는데 운동을 끝낼 때는 항상 더 하고 싶은 아쉬움이 있었다. 음식을 더 먹고 싶을 때 수저를 식탁에 내려놓는 기분이었다. 신기한 것은, 살을 빼기 위해 적게 먹은 것도 아니고 유산소와 근력운동을 한 것도 아닌데 스스로 군살이 빠지니 복싱이 재미있어지고 자신감도 살아나 세상이 다 내 것 같았다. 올바른 식이요법과 40분간의 가벼운 복싱이 군살 없는 몸을 만든다는 것을 알게 되었다.

PART 2

평생 살 안 찌는
습관 만들기
맨땅
다이어트

음식

강의 중에 '살을 빼기 위해 운동과 식이요법 중 한 가지를 선택해야 한다면?' 하고 내가 물으면 어떤 분은 식이요법, 또 어떤 분은 운동요법이라고 대답한다. 그런데 식이요법과 운동요법을 동시에 하면 더 효과가 좋지 않겠냐고 물어보는 사람들이 있다. 이런 분들에게는 나의 실제 경험을 들려주곤 한다.

토마토, 사과, 바나나 등 과일 다이어트와 원푸드 다이어트로는 시간이 지날수록 배고픔과 허기를 참지 못해 나는 식이요법을 중단하게 되었고, 달리기와 헬스 등 운동은 하면 할수록 배가 고파져 과식으로 결국 운동을 중단했다. 이 두 가지를 동시에 했더니 체중은 확실하게 빠지는 것 같은데 배고픔이 심해져 결국 다이어트를 그만두었다. 그런데 다이어트를 중단하는 순간 배고픔에 대한 스트레스를 먹는 것으로 보상하게 되어 체중은 더욱 늘어났다.

인간에게는 5가지 욕망이 있다. 돈, 명예, 잠, 성욕, 식욕이 그것이다. 그런데 5가지 욕망 중 내 마음대로 할 수 있는 것이 딱 하나 있다. 식욕이다. 돈은 내 마음대로 충분히 벌 수 없고, 명예도 내 마음대로 높일 수 없고, 잠도 항상 깊은 잠을 잘 수 없고, 사랑도 내 마음대로 할 수 있는 게 아니다. 그러나 '식욕'은 마음만 먹으면 얼마든지 배불리 먹을 수 있다. 돈에 대한 미련과 명예에 대한 집착, 잠에 대한 걱정, 성에 대한 불만을 바로 먹는 것으로 위로받기도 한다.

그런데 살을 빼기 위해 먹고 싶은 음식을 억제하는 것이 과연 우리 의지로 가능할까? 단기간은 가능할지 모르지만, 장기간 음식을 적게 먹다 보면 '내가 왜 사는지'에 대한 의문이 생기기도 하고 정신적 스트레스가 쌓여 결국은 포기하게 된다.

살을 빼려면 음식에 대한 집착을 버리고 먹는 방법을 바꿔라!

Chapter 01

음식의 왕, 쌀

음식물 중에 왕이 있다. (그냥 내가 왕이라고 가정한 것이다.) 그 '왕'은 탄수화물, 지방, 단백질, 비타민, 미네랄 등의 영양분이 골고루 들어있고, 평생 먹어도 질리거나 부작용이 없고, 또 평생 먹어야 할 음식이다. 그것은 무엇일까? 콩이라는 사람도 있고 우유라고 하는 사람도 있다. 답은 쌀이다.

예를 들어 우리가 무인도에 가서 3년을 살아야 하는데 음식을 딱 하나만 가져가야 한다면 무엇을 가져갈 것인가. 그건 바로 쌀이다. 우리의 주식인 쌀이다. 한문으로 '氣' 자는 부수가 쌀 미(米) 자이다. '精' 자도 부수가 쌀 미 자이다. 결국 기(氣)와 정력(精力)은 밥에서 나온다는 의미이다. 그래서 우리는 밥심으로 산다고 하지 않았나!

밥을 바르게 먹는 것이 육체와 정신 건강의 기초이다. 밥을 바르게 먹지 못하면 어떤 건강법을 실천해도 모래 위에 집을 짓는 격이다. 쌀이 우리 건강의 기초이므로 쌀을 강조하는 것이다.

그러면 올바른 쌀은 무엇일까. 바로 현미다. 현미보다 완벽한 영양소를 갖춘 음식은 세상에 없을 것이다. 산삼이 건강에 좋다 한들 현미를 장기간 먹을 때와 비교하면 현격한 차이가 난다.

산삼은 부분적으로는 우수하나 현미와 같이 종합적으로 우수하지는 못하다. 그나마 현미가 건강에 좋다는 것은 널리 알려져 다행스럽다. 20년 전만 해도 현미에 관한 관심은 지금보다 적었다. 최근 현미에 관심이 높아지면서 현미를 먹는 가정이 늘어나고 있다.

그러나 아직도 현미가 맛이 없고 씹을 때 까칠까칠 하다며 배아(씨눈)와 쌀겨(속껍질)를 깎은 부드러운 백미를 먹으려는 경향이 있다. 중요한 것은 건강하게 다이어트를 하려면 백미보다 현미가 매우 유용하다.

확증을 얻기 위한 실험

실험용 흰 쥐 20마리를 구해서 A, B 두 상자에 각 10마리씩 가둬놓아라. A 상자의 쥐들에게는 현미와 자연수를, B 상자의 쥐들에게는 백미와 수돗물을 주면서 약 1개월가량 사육하고 나서 연못이나 풀장 한가운데로 집어 던져보라. B 상자의 쥐들은 10분가량 헤엄치다가 지쳐 죽어버리고, A 상자의 쥐들은 오래 계속해서 헤엄치고는 드디어 상륙하여 자신의 생을 이어간다.

*출처: 《학습능률증진법》

Chapter 02

현미와 백미

생명이 있는 쌀이 현미이고, 생명이 없는 쌀이 백미이다. 그렇다고 현미만 먹어야 하는 것도 아니고 백미를 먹지 말라는 것도 아니다. 현미나 백미나 우리가 즐겨 먹는 주식이다. 나는 집에서는 현미밥을 먹지만 외부에서는 일반인들과 같이 김치찌개, 비빔밥 등 흰밥 위주의 식사도 자주 한다.

동양의학에서 '신토불이(身土不二)'라는 말이 있는데, 우리 땅에서 생산된 것을 먹는 것이 좋다는 뜻으로 결국 몸과 흙은 하나라는 의미이다. 쌀을 주식으로 하는 우리에게 쌀은 몸에 적합한 식품이다. 현미의 영양 가치가 최근에 재평가되고 있는데 이는 무척 기쁜 일이다. 현미의 배아에는 레시틴이 함유되어 있다. 레시틴은 콜레스테롤을 유화시키고 지방 대사를 원활하게 한다.

현미로 소식하면 영양 과잉을 억제할 수 있다. 거기다 스트레칭으로 활동량을 높이면 축적된 지방이 신속히 에너지로 소모되어 콜레스테롤이 감소하고 혈액은 맑아지며 군살도 빠진다. 한방에서는 현미가 소화에 효과가 있어 대장 기능이 활발해져 원기 회복과 체력 증진에 효과가 높다고 한다.

영양학적으로도 현미는 완전식품이며 건강과 다이어트에 기본이 되는 음식이다. 현미는 벼의 겉겨만을 벗긴 것으로, 외피에 싸여있고 배아도 붙어있다. 현미로 만든 식품은 대부분 건강다이어트 식품이다. 현미는 변비 예방에도 효과가 있는데, 현미의 섬유질이 대장 기능에 활력을 주기 때문이다.

현미의 장점도 어디까지나 식사량의 70~80% 정도로 줄여 잘 씹고 천천히 먹을 때 효과가 나타나는 것이지, 잘 씹지도 않고 빨리 또 많이 먹으면서 건강에 도움이 되고 살이 빠질 거라 생각하면 큰 착각이다. 오히려 건강이 나빠질 수도 있다.

현미도 잘 씹지 않으면 백미보다 못하다. 현미의 효과는 정성껏 씹는 데 있다. 그렇다면 현미 다음으로 어떤 음식이 좋을까? 나는 흰쌀이라고 말하고 싶다. 나는 1년 중에 어쩔 수 없이 점심 미팅, 저녁 오프라인 모임, 각종 연수원에서 흰밥을 먹는다. 1년 365일 중 약 250일은 외부에서 흰밥을 먹고 100일 정도는 집에서 현미밥을 먹는다.

> 현미는 씹으면 씹을수록 건강과
> 행복이 가까워진다.

chapter 03

반찬의 왕, 김치

음식의 왕이 쌀이라면 반찬의 왕은 무엇일까? 나는 김치라고 말하고 싶다. 미국 건강 월간지 《헬스(Health)》가 2006년 3월호에 뽑은 '세계 5대 건강식품'에 김치가 선정되었다. 5대 식품에는 스페인의 올리브유, 그리스의 요구르트, 인도의 렌틸콩, 일본의 콩 요리, 한국의 김치가 포함된다. 이 중 파, 마늘, 생강, 고춧가루, 젓갈 등의 양념이 모두 들어간 발효식품이 바로 김치이다. 김치는 어떤 식품과 비교해도 최고라 할 수 있다.

김치는 지난 2002~2003년 사스가 지구를 강타할 때 한국인이 감염 안 되는 이유로 김치를 먹기 때문이라는 사실이 전 세계에 알려지기도 했다.

김치의 우수성에 대한 과학적 연구결과 항염효과, 항균효과, 항산화효과, 항암효과, 비만 예방효과 등이 있는 것으로 밝혀졌다. 배추, 무,

열무, 고추, 파, 마늘, 생강, 젓갈 등에는 많은 양의 항산화(抗酸化) 효과가 있는 비타민A, C와 무기질, 섬유질이 함유되어 있다. 김치가 발효되어 생기는 유산균은 발효 과정에서 장에 좋은 미생물을 증식시켜 대장암 예방에 도움이 된다.

김치의 캡사이신이라는 성분이 체지방을 연소시켜 체중 감량에도 도움을 주는 우리나라 대표적인 반찬이다.

김치는 소화흡수촉진 기능이 있다.

배추와 무 등에는 비타민과 미네랄 성분이 많이 함유되어 있다. 배추, 무김치에 들어있는 식염과 즙이 몸속에 흡수되면 복합작용을 일으켜 장을 튼튼하게 해주며 펙틴이라는 성분은 위장의 단백질 분해효소를 분비하는 데 도움을 주어 소화력을 높여준다.

또한, 김치는 발효식품이기 때문에 몸속의 당류와 LDL콜레스테롤 수치를 낮추는 데 중요한 역할을 한다. 만병의 근원이 되는 LDL콜레스테롤이 몸에 쌓이면 혈관 건강을 악화시켜 각종 질환을 일으키게 된다. 이제 김치가 세계인의 건강과 다이어트에 **빼놓을** 수 없는 장 건강식품이다.

Chapter 04

제철 채소의 효능

건강한 음식의 기본은 밥과 김치이고, 다음은 같은 고장과 같은 계절에 나는 제철 음식이다. 이를테면 겨울이 끝나고 봄이 시작될 무렵에는 쑥이 나온다. 쑥은 향이 좋아 나물로 무쳐 먹기도 한다. 그리고 냉이와 달래가 나고 조금 있으면 죽순이 돋아난다. 이렇게 자연스럽게 나는 것을 때맞추어 먹는 게 바로 살이 찌지 않는 건강식이다. 제철에 난 음식이 가장 왕성한 기(氣)를 지니고 있기에 몸에 활기를 준다.

계절적으로 살펴보면 먼저 쑥, 냉이, 두릅, 달래, 씀바귀 등 봄철 나물은 비타민과 무기질의 보고이다. 봄에는 조개류에 살이 꽉 차고 쫄깃쫄깃해 맛이 좋다. 봄철의 주꾸미는 알이 차고 살이 통통해 먹기 좋다.

여름은 각종 채소가 열매를 맺는 시기이다. 이때는 양파, 호박, 오이,

열무, 풋고추가 풍성하다. 이 같은 여름 채소는 더위를 이길 수 있게 몸을 식혀준다. 참외, 수박, 포도, 복숭아 등의 과일도 여름에 쉽게 먹을 수 있다. 여름 생선으로는 민어와 농어가 있다. 자연은 고맙게도 여름을 날 수 있게 이런 먹거리를 우리에게 제공하고 있다.

  가을은 사과, 배, 감, 밤, 무, 대추 등이 열매를 맺는 계절이며 생선으로는 고등어, 꽁치, 연어, 갈치, 전어가 살이 찌고 기름기가 돌아 맛이 있다. 꽃게, 낙지도 가을에 좋다.

  겨울은 굴, 새우가 제철이다. 전복, 꼬막, 대합 등 어패류도 겨울과 봄에 걸쳐 가장 맛이 좋다. 버섯은 늦가을에 채취되기에 겨울에는 버섯이 식단에 오르고 당근과 연근이 좋으며, 어패류로는 숭어와 복어가 겨울에 제맛이 난다.

  이처럼 계절에 맞는 음식을 중요시해야 한다. 제철 음식이 대자연의 기(氣)를 듬뿍 지니고 있어 우리의 피와 살이 되기 때문이다. 하지만 지금은 비닐하우스와 온실재배 등으로 계절식이라는 개념이 없어지고 있다. 한겨울에도 참외가 나오고 가지나 딸기가 나온다. 이 같은 부자연스러운 식생활이 우리의 몸과 마음을 좀먹는 것이다. 비닐하우스에서 재배한 채소와 자연 상태의 채소를 비교하면 비닐하우스에서 재배한 채소의 영양분이 3분의 1 또는 5분의 1밖에 안 된다.

*출처: 《몸살림 먹을거리》

채소와 야채

국립국어원에 따르면 채소는 '밭에서 기르는 농작물'로서 주로 잎이나 줄기, 열매 따위를 식용한다. 야채는 들에서 나는 나물 채소를 일상적으로 이르는 말이다. 따라서 채소는 '일부러 기른' 의미가 강하고 야채는 '들에서 자연적으로 자라난' 의미를 가진다. 야채와 채소는 둘 다 표준어로 인정하고 있다.

Chapter 05

단순하게 먹는다

초식동물은 풀을 먹는다. 소는 어제도 풀을 먹었고 오늘도 풀을 먹는다. 사자는 어제도 고기를 먹었고 오늘도 고기를 먹는다. 수천만 년 동안 그렇게 살아왔다. 그렇다면 소가 풀에 야채 소스를 뿌리고 식후에 오렌지 주스나 콜라를 마신다면 건강은 어떻게 바뀔까? 사자가 고기 대신 햄과 소시지를 먹고, 식후에 커피믹스를 물에 타서 마시고 간식으로 양념치킨까지 먹는다면 사자의 건강과 체중은 어떻게 변할까? 소나 사자도 종합병원에 가서 피검사, 소변검사 등 종합검진을 받으면 당뇨, 고혈압, 관절염 등이 생기지 않을까?

과일 가게에 싱한 과일을 모아놓은 통에서는 무슨 냄새가 날까? 시큼한 냄새가 날 것이다. 채소 가게에서도 상한 채소를 모아 넣은 통에서는 무슨 냄새가 날까? 독한 냄새는 나지 않는다. 그러나 대형식당의 밥, 반찬, 고기, 튀김 등의 음식 찌꺼기를 모아 넣은 통에서는 무슨 냄새가 날까? 썩은 악취가 날 것이다. 음식물 찌꺼기는 여러 가지가 섞이면 섞일수록 빨리 부패한다.

인간은 진화 과정에서 여러 가지 음식을 섞어 먹지는 않았다. 그런데 지금은 음식을 골고루 섞어서 많이 먹는다. 과잉 섭취된 영양은 대변과 소변 그리고 호흡과 땀구멍으로 배출된다. 살아야 하기 때문이다. 배출되지 못한 노폐물은 먼저 지방에 저장된다. 나중에 배출하려는 몸의 자기방어 기능인 셈이다. 지방도 지친다. 매일 노폐물이 쌓이기 때문에 지방과 수분의 도움이 절실히 필요하다. 지방과 수분은 서로 힘을 합쳐 독성노폐물을 안전하게 가두어 기회를 봐서 배출하는데 다음 날 또 지방이 들어온다. 지방은 다른 지방과 수분에게 도움을 요청한다. 그러다 보면 몸은 지방과 수분이 가득한 몸이 되어간다. 그것이 바로 살이 찌는 과정이다.

지금 생각해 보면 그게 맞는 것 같다. 내가 1982년 프로복서로 활동할 때, 똑같은 500g의 음식이라도 밥과 반찬의 종류가 많으면 체중이 잘 안 빠졌고, 반찬의 종류가 적을 때는 체중이 잘 **빠졌던** 기억이 있다. 우리는 여러 가지 음식을 골고루 먹어야 건강에 좋은 줄 알고 항상 많은 반찬을 섞어 먹었다. 나도 그렇게 알고 항상 많은 반찬을 밥과 함께 먹었다. 밥과 반찬을 한입에 여러 가지를 섞어 먹으면 맛도 좋고 잘 씹지 않고 빨리 먹게 된다.

그러나 이제는 바뀌었다. 《다이어트 불면의 법칙》이란 책을 읽고 나서부터는 식사 때 여러 가지 반찬을 한입에 섞어 먹지 않는다. 밥을 먹을 때는 밥만 씹고, 김치도 김치만 씹고, 생선도 생선만 씹는다. 처음에는 적응하기 힘들 수도 있다. 하지만 한 가지 음식을 잘 씹다 보면 고유의 음식 맛을 느낄 수 있고 소화도 잘되어 살이 안 찐다. 뷔페에서도 나는 여러 반찬을 한꺼번에 담지 않고 내가 좋아하는 음식만 담아 그 맛을 천천히 음미하며 먹는다. 우리의 건강 상식은 여러 가지 반찬을 골고루 먹어야 건강에 좋다고 배웠지만, 한입에 음식 하나하나를 넣고 천천히 씹는다면 우리의 뱃살과 건강은 확실히 회복될 것이다.

내가 직접 체험한 것이라 독자분들에게 권하고 싶다. 만약 하루 이틀 정도 직접 체험해 보고 아니다 싶으면 그때 원래대로 돌아가면 된다. 음식의 칼로리도 중요하지만, 음식을 잘 씹어서 타액(침)의 살균력, 멸균력, 해독력, 면역력을 높이는 것도 중요하다.

> 나는 반찬 수가 적다고 영양 결핍에
> 걸릴까 걱정하지 않는다.
> 음식의 칼로리보다 소화력에
> 더 많은 관심을 기울인다.

Chapter 06

음식과
식품첨가물

교육생들에게 자주 하는 질문은 '우리의 육체와 정신을 건강하게 만드는 것은 무엇인가?'이다. 운동이라고 대답하는 교육생도 있지만 내가 원하는 답은 바로 '음식'이다. 좋은 음식을 먹어야 육체와 정신이 건강하고, 잘못된 음식(정크푸드 등)을 먹으면 육체와 정신에 병이 든다.

똑같은 음식을 먹어도 어떻게 먹느냐에 따라 건강, 체중, 뱃살이 좌우된다. 운동 중 가장 체중에 민감한 종목은 축구나 배구, 농구, 마라톤이 아니라 복싱, 레슬링, 유도, 태권도, 격투기 등 체급경기이다. 체급경기 선수들의 관심은 음식의 칼로리보다 음식의 영양, 음식의 신선도, 음식의 무게에 더 많은 신경을 쓴다.

인류는 수천만 년 동안 오랜 진화 과정을 거치면서 매끼 마다 여러 가지 음식을 차려놓고 배불리 먹었던 때는 없었다. 과일이나 나무 열매를 주로 먹던 인류가 1만 년 전부터 농사를 지으며 곡류와 채소, 과일, 견과류, 고기를 먹기 시작했다. 그런데 최근 40여 년 전부터 우리 식탁이 급변하기 시작했다. 밥 대신 빵이나 도넛, 라면을 먹게 되었고, 천연소금 대신 정제된 소금을 쓰고, 파, 마늘, 생강 등의 천연조미료 대신 MSG나 다시다 등 화학조미료를 많이 사용하고, 천연 들기름과 참기름 대신 식용유를 쓰면서 미각 상실에 따른 과식으로 복부비만 등의 부작용이 나타나고 있다.

다음은 건강하게 살을 빼기 위해 음식 맛을 조절하는 식품첨가물에 대해 알아보자.

‖ 식품첨가물

소금

소금은 제독작용, 소염작용, 살균작용, 신진대사에 영향을 주는 우리 몸에 없어서는 안 되는 물질이다. 우리 몸의 체액은 일정한 농도의 염분을 가지고 있다. 소금을 먹는 것이 무조건 나쁜 것처럼 인식되어 있지만 중요한 것은 '어떤 소금을 먹어야 하는가.'이다. WHO(세계보건기구)가 권장하는 하루 소금 섭취량은 10g 정도인데 우리나라 사람들은 하루 평균 20g 정도를 먹는다. 음식을 짜게 먹으면 나트륨 성분이 많아지면서 고혈압의 원인이 되고, 장기간 과다섭취하면 뇌졸중, 부종, 신장 및 간장병을 악화시키기도 한다. 소금의 과다섭취도 문제이지만 심각한 것은 소금을 정제염이나 맛소금으로 대신 사용한다는 것이다. 그리고 수입 소금도 제법 사용되고 있다. 수입 소금은 오랜 운송 기간을 고려하여 굳어지거나 부서지지 않게 포타슘 훼로시안나이트를 첨가하는데, 이것은 독극물로 알려진 청산가리보다 독성이 강한 물질이다.

소금의 종류

천일염: 바닷물을 염전에 가두어 햇빛에 증발시켜 생산하는 소금이다. 천일염은 우리 인체에 필요한 30여 가지 이상의 미네랄을 함유하고 있다.

정제염: 천일염에서 전기를 이용해 이온교환방식으로 불순물을 제거한 소금이다. 문제는 불순물을 제거하면서 인체에 필요한 미네랄까지 없애 버린다는 점이다. 정제염은 영양분을 99% 이상 제거한 채 단지 짠맛을 내고 백색으로 보이기 위해 표백제까지 첨가된다.

꽃소금: 가정에서 흔히 쓰는 소금으로 결정이 눈꽃 모양이기 때문에 꽃소금이라 불린다. 꽃소금은 천일염 20%와 수입 80%를 섞어 쓴다. 국내산만 쓰면 소금 속의 철분이 산화되어 붉은색으로 변해버리기 때문이다. 천일염을 정제염으로 결정화하는 과정에서 미네랄 성분이 많이 빠져 나온다.

맛소금: 정제염에 화학조미료인 글루타민산나트륨(MSG)을 섞어 만든 소금이다. 일반 가정에서는 점점 사라지는 추세이지만 식당에서는 아직도 많이 사용되고 있다.

구운 소금과 죽염: 구운 소금은 천일염을 볶아서 만들고, 죽염은 소금

을 태우는 방법으로 원형을 변형한 소금이다. 소금을 높은 온도에 가열하면 비소와 산화물, 카드뮴을 제거할 수 있다.

천연조미료와 화학조미료

시중에는 쇠고기 육수의 맛, 조개 맛, 멸치 맛 등 입맛에 맞게 쓸 수 있도록 다양한 조미료들이 시판되고 있다. 문제는 조미료 속에 화학조미료가 섞여있다는 것이다. 자연 또는 천연이라는 조미료도 뒷면의 표기를 잘 살펴보면 L-글루타민산나트륨이 들어있다. 조미료는 빠른 시간에 맛을 내는 존재다. 하지만 화학조미료에 입맛이 길들면 점점 자극적인 맛을 찾게 되므로 주의해야 한다. 집에서 천연조미료를 간단히 만들어 쓰는 방법이 있다. 마른 멸치와 다시마, 말린 표고버섯을 갈아서 병 속에 넣어두고 쓰면 된다.

글루타민산나트륨(MSG)

화학조미료인 MSG는 아미노산의 일종으로 다시마, 버섯, 육류, 김 등의 식품에 존재하며 식품에 감칠맛을 낸다. L-글루타민산나트륨은 1908년 일본의 이케다 박사가 다시마에서 글루타민산을 발견한 후 화학적으로 합성하는 데 성공해 제품화되었다. 자연식품에 들어있는 글루타민산을 섭취했을 때는 부작용이 없지만, 문제는 식품첨가제로 만들어진 화학조미료에는 상낭한 녹성이 나타날 수 있다는 것이다. MSG의 잘 알려진 증세는 과식에 의한 불쾌감, 얼굴경직, 가슴 압박감 등이 있다. MSG가 많이 들어간 중국 음식을 먹고 이런 증세가 잘 나타난다고 해서

'중국 음식 증후군'이라고도 불린다.

식용유

현재 식용유로 가장 많이 쓰이고 있는 것은 대두유이다. 우리가 흔히 먹는 식용유, 즉 대두유는 콩에 화학처리를 하여 만든 기름이다. 흔히 기름은 참기름을 짜듯이 원료를 눌러서 짜내는 거라 하지만 식용유는 그런 압착법으로 나오는 기름이 아니다. 오히려 압착법으로 기름을 짜낼 수 없어 용제를 사용한 추출법을 쓰고 있다. 용제로는 석유에서 만들어지는 휘발성이 높은 핵산을 대두에 넣어 기름을 녹여낸 핵산을 휘발시키면 기름만 남게 된다. 이 기름을 정제하여 식용유를 만든다. 우리나라의 콩 자급률은 7%에 불과하다. 식용유를 만드는 콩은 모두 수입 콩이며 대부분 미국에서 수입한다.

*출처: 《몸살림 먹을거리》

Chapter 07

음식의 무게

　우리는 아침, 점심, 저녁, 간식, 야식, 술자리에서 먹는 음식(밥, 반찬, 찌개, 국물, 술, 안주)의 무게를 측정하면 하루 약 2~3kg, 한 달이면 60~90kg의 음식을 먹고 배설한다. 이 음식이 우리의 건강과 체중, 뱃살을 결정한다. 우리는 학교에서 영양의 중요성을 배웠지만, 음식의 무게에 대해 배운 적은 없다.

　운동 중에 시간당 몸값이 제일 높은 종목이 복싱 선수다. 2015년 메이웨더 선수와 파키아오 선수가 경기했는데, 메이웨더 선수는 한 경기에 약 1,600억 원을 받았고 파키아오 선수는 약 1,200억 원을 받았다. 한 경기에 그렇게 많은 돈을 받을 수 있기에 복싱의 인기는 대단하다.

　그렇게 몸값이 비싼 선수들이 체중을 감량할 때 가장 중요시하는 것이 칼로리 계산일까? 결론은 아니다. 복싱, 태권도, 유도, 레슬링 선수에게 체중을 감량할 때 칼로리를 계산하냐고 물어보면 절대 아니라고 할 것이다. 칼로리보다 음식의 영양과 신선도 그리고 음식의 무게를 더 중요시한다.

Chapter 08

국물을 먹으면
인생이 무겁다

나는 중학교 때까지 음식을 많이 먹어도 살이 찌지 않는 체질이었다. 아침밥을 먹고 학교에 가면 2교시 끝나고 쉬는 시간에 도시락의 2분의 1을 먹고, 4교시가 끝나면 나머지 도시락을 먹고 매점에 가서 친구들과 빵과 우유를 사 먹었다. 6교시 수업이 끝나면 학교 앞 분식집에서 라면과 떡볶이를 먹고, 집에 와서 저녁 먹고 밤 10시쯤 도서실에 간다며 나와서 가까운 분식집에서 순대와 튀김을 또 먹었다. 아침부터 잠자기 전까지 엄청나게 먹어도 살은 찌지 않았다.

그때는 국물은 즐기지 않고 밥과 반찬 위주로 배불리 먹으니까 간식은 그리 좋아하지 않았고, 야식은 해도 많이 먹지는 않았다. 물도 억지로 많이 마시지 않았다.

그러나 고등학교 1학년 때 복싱을 하면서 땀을 많이 흘리니까 국물 식사를 하게 되었고, 국물 음식은 잘 씹지 않고 빨리 먹으니까 항상 허기가 져서 간식으로 튀김, 도넛, 라면, 치킨을 즐기고 야식까지 먹게 되었다.

 이런 생활이 반복되다가 1983년에 허리디스크와 무릎관절염으로 운동을 중단하게 되었다. 그 결과 평상시 60kg의 체중은 1개월 만에 70kg으로 증가하였고, 몇 번의 다이어트 실패로 75kg, 80kg, 90kg으로 늘어났다. 내 인생에서 가장 힘들었을 때가 이처럼 체중이 늘어날 때였다.

 음식과 물에 관한 이야기다.
 설렁탕 1인분(밥, 고기와 국물, 깍두기, 김치 등)이 1kg이라면 국물을 다 **빼면** (밥, 고기, 깍두기, 김치) 약 500g 정도가 된다. 하루 세 끼로 계산하면 1.5kg, 한 달이면 45kg이다. 물론 한 달 내내 설렁탕을 먹는 것은 아니다.
 다음(daum)의 '밥 따로 물 따로' 카페에서 식사 때 국물만 안 먹어도 한 달에 2~3kg을 **빠졌다는** 회원들을 많이 보았다. 이렇게 **빠졌다고** 알려주면 대부분 사람은 그것은 수분이 빠지는 거지 지방이 빠진 것이 아니라고 주장한다.
 여기서 나는 이렇게 질문한다. 그럼 70kg 체중의 사람이 매일 열심히 유산소 운동을 해서 하루에 500kcal를 소비하면 하루에 63g, 한 달 동안 20일을 했다면 63g 곱하기 20 해서 모두 1,260g이 빠질까? 1년에는 15kg이다. 그러면 70kg-15kg=55kg으로 빠질까? 칼로리와 체중은 우리가 알고 있는 것처럼 계산대로 쉽게 빠지지 않는다.
 권투선수들이 체중을 감량할 때 칼로리 계산은 하지 않는다. 그들이 중요하게 생각하는 건 음식의 무게와 영양, 신선도이다. 식사 때 갈비탕,

설렁탕, 순댓국, 전골, 물냉면 등 국물만 안 먹어도 한 달에 1~3kg 정도의 체중은 충분히 줄일 수 있다.

여기서 다이어트 방법을 2가지로 가정해 보자. 그 하나는 식사 때 식사량을 줄이고 1시간 운동을 하는 기존의 방법과 다른 하나는 식사 때 국물만 줄이고 운동은 1시간이 아닌 하루 3분씩 3회의 체조를 하는 것이라면 여러분은 어떤 방법을 선택하겠는가. 대부분 국물을 줄이고 하루 3분 3회의 체조를 택할 것으로 생각된다.

첫 번째 방법 즉 식사량을 줄이면 신경이 예민해지고, 1시간 정도의 운동을 하면 배가 더 빨리 고프게 된다. 배고픔을 참는 다이어트는 절대 오래 할 수 없다. 그러나 두 번째 다이어트 방법으로 국물을 줄이면 음식을 좀 더 많이 씹게 되고, 침샘의 왕성한 작용으로 소화가 촉진되고 몸도 가벼워진다. 배가 고파도 견딜 만하다. 그리고 하루 3분의 스트레칭 3회라면 총 9분인데 3분의 운동효과는 비록 미미하지만, 3분의 시간은 우리 몸과 정신에 자신감을 갖게 한다. 이제 식사 때 국물만 줄여도 신체에 움직임이 달라져 새로운 역사가 만들어진다.

Chapter 09

아침을 안 먹으면 밤이 고통스럽다

    아침을 거르면 점심을 빨리 먹게 되고, 오후 3~4시가 넘어가면 혈당이 떨어져 저녁을 많이 먹어도 야식이 당긴다. 그러기에 아침 식사는 저녁 식사를 적게 먹기 위해서라도 해야 하며, 우리의 건강상 곡류, 콩류, 잎채소류, 근채소류, 생선과 견과류 등의 음식이 꼭 필요하다.

    간혹 일상생활에서 저녁을 많이 먹게 될 때가 있다. 진짜 문제는 야식이다. 저녁을 6~8시에 먹더라도 10시가 넘으면 뭔가 또 먹고 싶어진다. 그러면 아무래도 야식을 하게 될 가능성이 크다. 밤 10시 이후에 먹는 건 야식이다. 잠자기 전까지 먹는 것은 뱃살의 좋은 재료가 된다.

    아침은 안 먹고, 저녁을 많이 먹고 야식까지 한다면 잠자는 동안 세로토닌은 부족해지고 위장은 계속 중노동을 해야 하니까 깊은 잠을 잘 수 없다. 그러다 다음 날 아침 몸의 에너지가 많이 소진된 상태에서 하루를 시작하니까 기운이 없고 불안과 걱정이 앞서니 자신감도 떨어진다.

　이처럼 야식의 악순환을 끊기 위해서는 아침을 든든히 잘 먹고, 저녁은 적당히 먹고 야식을 안 하면 아침이 가벼워지고 머리도 맑아져 긍정적인 하루가 시작되는 것이다.

Chapter 10

씹으면
몸이 바뀐다

혀, 귀, 턱밑의 세 군데 샘에서 타액이 분비된다. 밥을 오랫동안 씹으면 단맛이 난다. 이것은 타액의 소화작용으로 밥이 맥아당이 되는 것이다.

옛날에는 술을 '빚는다'라고 했는데 이것은 '씹는다'는 말에서 유래되었다고 한다. 밥을 오랫동안 잘 씹어 병 속에 넣어두고 나중에 일정 기간이 지나면 발효가 되어 술로 변한다. 그러나 밥에 국물을 섞어 오랫동안 씹어 병 속에 넣어두면 중간에 썩는다.

밥과 국물을 같이 먹을 때와 밥과 반찬 위주로 먹을 때의 침의 분비량이 달라진다. 소가 여름에 수분이 많은 젖은 풀을 먹을 때는 하루 약 50 ℓ의 침을 분비하고, 겨울에 마른 풀을 먹을 때는 약 200 ℓ의 침을 분비한다.

밥을 잘 씹으면 왕성한 침샘의 작용으로 밥의 탄수화물이 포도당으로 바뀌어 두뇌에 공급되기 때문에 기억력과 집중력이 좋아진다. 옛날 사람들은 지금처럼 식사 때 스마트폰이나 텔레비전도 없었고, 식사 중에는 말을 하지 못하게 했다. 그것은 음식의 소중함과 씹는 효과를 잘 알고 있었다는 증거이다.

몸이 무겁고 기억력이 떨어지고 만사가 귀찮을 때, 식사시간을 약 30~40분으로 늘려 천천히 먹다 보면 속이 편해지고 머리도 맑아져 뭔가 긍정의 의욕이 샘솟아 문제의 묘한 해결책을 찾기도 한다. 여러분도 꼭 한번 느껴보시길 바란다. 평소 왕성한 소화력과 자신감, 긍정의 힘을 갖고 싶은 사람은 이제부터 음식을 천천히 씹는 습관을 길러보자!

Chapter 11

씹으면 능력자가
될 수 있다

 학창시절 방학 때 가족들과 강원도 양구의 할머니 댁에 들르곤 했다. 가족들이 모여 식사할 때 할머니는 우리 식구들에게 밥을 천천히 먹으라는 말씀을 자주 하셨다. 그땐 그냥 잔소리로만 들었다. 이젠 오랜 트레이너 생활과 강사로 활동하면서 씹는 것만큼 중요한 것도 없다고 생각한다. 살 안 찌는 습관인 맨땅 다이어트 7단계의 기본은 복합탄수화물을 골고루 잘 씹는 것이다.
 무엇을 먹느냐도 중요하지만 '음식을 잘 씹는 것'도 중요하다. 현대인은 가정이나 학교, 회사에서 쫓기듯 밥을 먹는다. 빨리 먹고 출근하고, 빨리 먹고 일을 해야 하고, 빨리 먹고 쉬고 싶기 때문이다.

 어느 연구기관의 발표에 따르면 5분 안에 식사하는 사람이 전체의

7%, 5~10분은 44%, 10~15분은 36%라고 한다. 천천히 잘 씹을수록 식사량이 줄어들고 집중력이 생기고 마음도 편안해지지만, 사람들은 그런 줄 알면서도 빨리 먹으려는 습성이 있다. 식사 때 타이머를 15분에 맞추고 먹으면 식습관이 달라진다. 음식을 먹을 때 지방조직에서 렙틴이라는 호르몬이 분비되는데, 약 15분이 지나면 뇌는 충분히 먹었다는 신호를 보낸다. 렙틴은 음식을 충분히 씹을수록 잘 분비되는 것으로, 다이어트가 힘들다는 것은 그동안 음식을 잘 안 씹었다는 게 주요 원인이다.

15분 동안 천천히 씹는 습관을 들인다면 분명히 우리 삶에 변화가 생긴다. 만약 그 15분을 지키면 몸이 가벼워지고 체력이 향상되고 머리가 맑아지니 정신적 여유가 생긴다. 만약 15분을 지킬 수 없다면 평소 자기 식사시간보다 5분만 더 늦추면 된다.

Chapter 12

어떤 탄수화물을 먹을까?

탄수화물은 생명을 유지하는 데 필수 영양소로 곡류의 당질, 포도당, 과당 등 모든 당분이 탄수화물이다. 우리가 하루 필요한 에너지 50% 이상이 탄수화물에서 얻는다.

강의 중에 교육생들이 탄수화물 과다섭취가 비만의 원인이 된다고 해서 탄수화물을 줄이고 있는데 왜 살은 잘 안 빠지냐고 했다. 나는 이렇게 대답한다. 물론 탄수화물을 과다섭취하면 비만의 원인이 될 수 있다. 하지만 탄수화물이 직접적인 비만의 원인이 되는 것은 아니고, 어떤 탄수화물을 어떻게 많이 먹느냐가 문제가 된다. 먹어야 하는 양보다 많이 먹으니까 체내에서 사용되고 남는 것들이 지방의 형태로 저장되어 비만이 되는 것이다.

곡류와 과일에는 탄수화물뿐만 아니라 비타민, 미네랄, 식이섬유 등이 많이 들어있는데 무조건 탄수화물을 끊거나 줄이라는 말은 맞지 않는다.

살이 잘 찌는 단순 탄수화물

흰쌀과 밀가루 음식, 나트륨과 지방, 설탕이 들어간 인스턴트 가공식품, 햄버거와 과자, 도넛, 케이크 등의 패스트푸드. 음료로는 콜라, 사이다 등 청량음료와 아이스크림 등 우리가 맛있게 먹는 간식과 주전부리이다. 우리가 살을 빼기 힘든 이유는 어디를 가나 쉽게 구해서 먹을 수 있는 간식거리들 때문이다.

살이 잘 찌지 않는 복합탄수화물

현미, 보리, 콩, 수수, 기장 등의 곡류와 배추김치, 열무김치, 갓김치, 총각김치 등의 각종 김치류, 검은콩, 흰콩, 완두콩, 쥐눈이콩 등 콩류, 봄, 여름, 가을, 겨울의 제철 채소, 호두, 잣, 땅콩, 아몬드 등 견과류가 이에 해당한다.

탄수화물에는 단순 당질과 복합당질이 있다. 단순 당질은 단순 탄수화물로서 포도당, 과당, 설탕처럼 하나로 뭉쳐있는 단당류를 말한다. 예를 들면 흰밥, 과자, 도넛, 초콜릿 등이 단순 당질이다. 단순 당질을 먹으면 체내 흡수가 빨라 에너지 소모가 거의 없다. 흡수가 빠른 만큼 혈당도 급상승하게 된다. 혈당이 급상승하면 인슐린도 그만큼 분비되어 지방이 쉽게 저장되고, 시간이 지나면 혈당이 떨어져 집중력이 낮아지고 음식을 많이 먹어도 허기증이 생길 수 있다.

그런데 곡류나 콩류, 채소류, 과일류, 견과류 등 복합당질은 복합탄수화물로서, 여러 당이 뭉쳐있어 음식을 먹을 때 단순 탄수화물보다 소화과정이 느려 포만감이 오래 유지되고 지방축적도 적게 한다.

탄수화물을 줄이거나 끊으라는 것은 밀가루 음식인 빵, 과자, 라면, 도넛, 초콜릿, 설탕, 시럽, 탄산음료 등 단순 탄수화물이지 곡류나 콩류, 견과류, 과일류 등의 복합탄수화물을 말하는 것은 아니다.

탄수화물의 비밀

단순 탄수화물을 많이 먹으면 체지방이 증가하는 데 반해 복합탄수화물을 많이 먹으면 결과는 달라진다. 이제 가능한 먹지 말아야 할 음식과 자주 먹어야 할 음식을 구분할 수 있다. 가공하지 않은 자연식품을 먹는 것이 장기적으로 체지방을 태우는 데 도움을 준다는 사실이 임상으로도 증명되었다.

코네티커트대학의 연구에 따르면, 자연식품을 많이 먹는 집단은 그렇지 않은 집단보다 하루에 300kcal를 더 먹었고 연소시킨 체지방도 더 많았다. 펜실베이니아대학의 연구에서는 자연식품을 더 많이 먹은 집단이 6개월간 총 9,500kcal를 더 먹었고 체중 감량도 200% 더 많았다.

과학자들은 이런 이유를 든다. 첫째, 1kcal는 단순한 1kcal가 아니다.
미국 미네소타의 종합병원인 메이요클리닉(Mayo clinic) 연구팀이 8주 동안 기존에 먹던 식단에 매일 1,000kcal씩 추가로 섭취시키는 실험을 했다. 하루 1,000kcal를 8주 동안 계속해서 더 먹으면 총 56,000kcal

가 된다. 하지만 계산처럼 7kg이 늘어난 사람은 아무도 없었다. 7kg은 56,000kcal에 해당하는 체지방이다. 가장 많이 체중이 늘어난 사람은 그 절반보다 더 늘었고, 가장 적은 사람은 사실상 전혀 체중이 늘지 않았다. 56,000kcal를 더 먹었는데 체중이 늘지 않은 이유는 영국에서 발행되는 국제의학저널인 《QJM》에 다음과 같은 글이 실린 적이 있다.

 즉각적인 요구에 따른 여분의 음식은 재빨리 연소하거나 대부분 열로 소멸하여 쉽게 처리된다. 인체에 이런 능력이 존재하지 않는다면 온 세상에 비만이 만연할 것이다.

*출처: 《칼로리의 거짓말》

Chapter 13

어떤 단백질을 먹을까?

사람들은 다이어트할 때 단백질을 충분히 섭취해야 한다고들 말한다. 문제의 핵심은 어떻게 하면 충분한 단백질을 섭취하느냐보다 어떻게 하면 너무 많이 섭취하지 않느냐이다. 몸에 단백질이 너무 많으면 부족할 때보다 더 위험하다고 한다.

이런 경험이 있을 것이다. 어디서는 단백질을 많이 먹으라 하고 어디서는 많이 먹지 않아도 된다고 한다. 그것은 상업적인 주장에 의해 우리를 혼동시키는 결과이다. 단백질은 탄수화물, 지방 등 음식물의 다른 어떤 성분보다 더 중요하지도 않고 덜 중요하지도 않다. 모든 영양성분의 각자 역할은 어느 한쪽으로 치우치지 않고 부족하지도 않아야 한다. 영양은 모두 상호작용을 하면서 사용된다. 어느 하나가 다른 것보다 더 중요하다는 것은 인체 생리학적으로 맞지 않는다.

우리 몸이 음식에서 얻어야 하는 아미노산은 8가지이다. 이는 대부분 과일과 채소에 함유되어 있다. 당근, 배추, 옥수수, 가지, 완두콩, 고구마, 토마토, 호박, 양배추, 바나나, 오이, 감자, 호박과 모든 견과류, 해바라기 씨, 깨, 땅콩 등이 이에 해당한다. 식물에 있는 아미노산이 고기의 아미노산보다 훨씬 몸에 좋다는 것은 많이 알려진 사실이다. 그런데 현대인들은 단백질 하면 고기를 생각한다. 고기를 먹는 이유는 힘을 쓰기 위해서라 알고 있다. 정말 고기를 먹으면 체력이 강해질까?

동물 중에 순발력은 높지만, 지구력이 거의 없는 동물이 있다. 그 동물은 바로 사자, 호랑이 등의 육식동물이다. 육식동물은 고기만 먹는다. 지구상에서 지구력이 좋고 가장 힘이 센 동물은 코끼리라고 한다. 코끼리와 함께 수 세기 동안 살아남은 동물은 물소, 말, 낙타, 노새 등이 있다. 이 동물들은 무엇을 먹는가. 고기는 절대 안 먹고 풀이나 과일을 주로 먹는다. 이제 식탁에서는 잡곡밥과 제철 채소를 즐기고, 식후 1시간이나 2시간 지나서 과일을 먹으면 몸이 말해줄 것이다. 감사하다고.

chaptre 14

야식은 인생을 망친다

김연아 선수는 〈황금어장 무릎팍도사〉에서 선수 생활할 때 야식을 한 번도 한 적이 없다고 했다.

에디슨이 전구를 발명한 지 120년이 지났다. 인간이 밤 11시나 12시에도 낮처럼 활동하게 된 게 얼마 되지 않았다는 뜻이다. 그 이전까지는 6시나 7시쯤 저녁을 먹고 나면 바로 자거나 길어야 2~3시간 정도 있다가 잠을 잤다. 저녁에 일찍 자고 새벽에 일어나는 것이 수백만 년 동안 인간이 반복해 온 생활 리듬이었다.

수면에 관한 연구에 의하면 밤 10시에서 12시 사이의 잠이 다른 시간대와 비교할 수 없을 정도로 깊다고 한다. 그런데 불과 100여 년 사이에 인간의 생활 리듬이 달라져서 밤에 일하고 아침에 자는 사람들이 늘어나고 있다. 밤늦게까지 일하고 늦게 자는 것까지는 어쩔 수 없다 하더라도,

잠자기 전에 많이 먹는 것은 최소한 막아야 한다. 우리 몸은 저녁을 먹고 나면 곧 잠을 자는 쪽으로 진화됐다. 밤늦게 뭔가를 먹는다는 것은 몸의 입장에서는 전혀 익숙하지 않은 것이다.

Chapter 15

최고의 성공은 절제력이다

40여 년 전, 세계경마 무대를 평정한 말이 있다. 전설의 말이다. 1999년 미국의 스포츠 전문채널인 ESPN은 20세기 최고의 운동선수 100인을 선정했는데, 동물로는 유일하게 이 말이 35위에 올랐다. 참고로 1위는 마이클 조던, 2위는 베이브루스, 3위는 무하마드 알리였다.

이 말의 이름은 세크리테리엇(Secretariat)으로, 일찍부터 사람들 눈에 띄었다. 한 조련사가 일주일간 100여 마리의 말을 땡볕에서 물도 안 먹이는 맹훈련을 시키고 있을 때였다. 타들어 가는 목마름에 하나둘 쓰러져 갈 무렵, 말들은 그들 앞에 유유히 흐르는 강을 발견한다. 모든 말은 미친 듯이 물을 향해 달려갔다. 이때 조련사가 돌아오라는 신호로 호각을 불었다. 대부분 말들은 그 소리를 듣지 못한 채 정신없이 물을 마셨다. 하지만 유일하게 그 목마름을 참고 돌아온 말이 바로 세크리테리엇이었다. 이런 절제력이 세크리테리엇의 힘이다. 이 말이 각종 대회에서 우승하며 트리플크라운을 달성하여 명마로 알려지게 된 것이다.

고수는 절제한다.

누릴 수 있지만 누리지 않는 것이 절제다.
권력이 있지만 권력을 사용하지 않는다.
먹을 수 있지만 먹지 않는다.
오라는 곳은 많지만 다 가지 않는다.
할 말은 많지만 참는 것이 절제다.

하수는 절제하지 못한다.

하고 싶은 것을 참지 못한다.
먹고 싶은 것을 참지 못한다.
안다고 마구 떠들어댄다.

*출처: 《일생에 한 번은 고수를 만나라》

음식에 대한 정리

우리에게는 먹는 즐거움이 있다. 그런데 식사를 하면서 바쁘다는 핑계로 책을 보거나 스마트폰을 하면 뇌는 책과 스마트폰에 정신을 빼앗겨 먹는 즐거움을 잊어버린다. 먹을 때 음식 맛에 십중하고 맛을 음미할 때, 뇌는 더욱 행복을 느낀다. 이제 하루 한 끼 정도는 음식 맛을 느껴보자. 마음이 평온해지고 삶의 여유가 생긴다.

음식은 몸을 만드는 재료이다. 중국에는 의식동원(醫食同源)이라는 말이 있다. 질병 치료와 식사는 건강 유지를 위한 근원이 동일하다는 뜻으로, 예로부터 식사만 제대로 해도 병에 걸리지 않는다고 했다. 황제는 몸에 좋은 음식을 어떻게 먹을 것인지 결정하기 위해 요리장을 '식좌(食座)'라 칭하고 '약사'보다 높은 지위에 두었다고 한다.

그럼 살이 안 찌는 습관을 만들려면 음식을 어떻게 먹어야 할까.

1. 식사 전, 음식에 대해 감사를 한다.
2. 음식으로 밥, 김치, 제철 채소, 생선, 고기, 견과류를 즐긴다.
3. 인스턴트 가공식품이나 패스트푸드는 줄이거나 안 먹는다.
4. 식사 때, 국물을 줄이거나 안 먹는다.
5. 식사시간은 가능한 15분 정도를 지킨다.

그동안 빠지지 않던
체중에 대한 원인은 무엇인가?
느낌을 2개만 적어보자.

느낌 1

느낌 2

PART 3

평생 살 안 찌는
습관 만들기
맨땅
다이어트

물

나는 물 강의 중에 교육생들에게 이렇게 질문한다. "우리 몸의 주성분은 수분이 약 70%입니다. 여러분이 커피숍에서 주로 마시는 아메리카노의 주성분은 무엇일까요?" 어떤 분은 카페인이라고 한다. 그러나 우리가 마시는 아메리카노의 주성분은 H2O 즉, 물이다. 커피에서 물을 다 빼면 무엇이 남을까? 커피의 가루다. 그런데 지금까지 커피나 맥주의 주성분이 무엇이냐고 물어본 사람은 거의 없다. 누가 콜라와 맥주를 물로 보겠는가. 권투선수들은 콜라 355㎖도 물 355㎖로 본다는 것이다.

성인의 경우 호흡, 땀, 소변, 대변으로 하루에 수분이 약 2,000cc~2,500cc가량 빠져나간다. 여기에는 공기 중의 습도, 음식의 수분량, 커피와 청량음료, 술 등의 수분량도 계산에 넣어야 한다. 그렇지 않고 물만 2ℓ를 마시면 건강하기보다 몸이 더 무거워지거나 나빠질 수도 있다.

Chapter 01

물에 대한 잘못된 신화

물을 많이 마시면 건강이 좋아지고 살이 빠진다고들 한다.

날씬한 사람은 물을 많이 마셔서 날씬하고, 살이 찐 사람은 물을 적게 마셔서 살이 쪘을까? 물은 어떻게 마시느냐에 따라 살이 찔 수도 있고 빠질 수도 있다. 물을 많이 마신다고 살이 빠지는 것은 아니다. 여기에 맨땅 다이어트의 비밀이 있다.

우리 몸의 70%인 물을 모르고 다이어트를 하는 것은 옷을 입고 수영을 하는 것이나 마찬가지이다. 물에 대해 충분한 이해 없이 행하는 다이어트는 성공을 보장하지 못한다. 이건 나의 경험에서 나온 말이다.

1985년 60kg의 체중이 90kg까지 늘어났을 때 안 해본 다이어트가 없었다. 특히 하루에 8컵의 물을 마셨다. 정말 열심히 마셨지만 체중은 빠지지 않았다. 그래서 2ℓ의 물과 야채 효소 다이어트를 했다. 하지만 실패했다. 365일 살을 빼고 싶은 마음에 새벽기도를 하며 물을 열심히 마셨지만, 결국은 중간에 포기하고 몸만 무거워졌다.

축구나 농구는 하면 할수록 실력이 향상된다. 그러나 물은 마시면 마실수록 살은 빠지지 않고 화장실만 가게 된다. 왜 물을 많이 마셔도 살은 빠지지 않을까? 그것은 마시는 방법을 잘 모르기 때문이다. 물을 알고 다이어트를 해야 다이어트 성공률이 높아진다.

성인은 하루에 호흡과 땀, 소변과 대변으로 배출되는 수분량은 약 2,500cc이다. 혈액은 83%가 물이고, 근육과 관절은 76%가 물이고, 림프액은 90%가 물이며, 뼈는 21%가 물이다.

몸에서 수분이 빠져나가는 만큼 보충되지 않으면 혈액이 탁해지고, 관절과 근육이 쉽게 굳어지고, 면역력도 떨어지고 뼈도 약해질 수 있다. 그래서 하루 2ℓ 또는 8컵의 물을 마시라고 하는 것이다. 땀을 많이 흘리면서 물도 많이 마신다면 그 사람은 건강한 사람이다. 하지만 땀을 흘리지도 않으면서 물을 많이 마시면 어떻게 될까? 몸이 무거워지거나 애꿎은 화장실만 자주 가게 된다.

Chapter 02

물 마시는 타이밍

똑같은 물이라도 언제 어떻게 마시느냐에 따라 물이 약이 되기도 하고 독이 되기도 한다.

햇볕이 쨍쨍 내리쬐는 한낮에 화초에 물을 주면 화초가 축 늘어지거나 어린 화초는 죽을 수도 있다. 그러나 같은 물인데 오후 3시부터 해가 질 무렵에 물을 주면 화초가 잘 자란다.

이와 마찬가지로 똑같은 물이라도 식사 전에 마시는 물과 식사 1시간 전에 마시는 물은 차이가 있다. 식사 직전에 물을 마시면 위벽의 점액질이 씻겨진다. 이때 멸치 같은 딱딱한 음식을 잘 씹지 않고 먹으면 위벽에 직접 자극을 줄 수 있다. 그러나 식사 1시간 전에 물을 마시면 이런 현상은 생기지 않고 오히려 몸에 수분을 보충하여 식욕을 억제하는 효과가 있다. 그리고 식후 바로 물을 마시면 위액이 희석되어 소화력이 떨어지니까 물은 식후 1시간 이후부터 마시는 것이 좋다.

Chapter 03

왜 8컵의 물을 마셔도 살이 빠지지 않을까?

'하루 8컵의 물을 마시면 좋다.'는 말은 어디서 나왔을까? 미국 하버드 의대 슈멜링 박사의 주장에 따르면 제2차 세계대전 때 병사들이 마셨던 물의 양이었다고 한다.

병사들은 전쟁터에서 땀을 어마어마하게 흘렸다. 병사가 가진 수통의 크기는 약 1,200cc로서 6컵의 물을 담을 수 있다. 전쟁터에 나가기 전에 물 두 컵을 마시게 했더니 연합군이 승리했다. 그 이유를 조사해 보니 병사들이 하루 8컵의 물을 마신 까닭이었다. 그 사실이 의학계에 전해져 8컵의 물이 전 세계에 알려지게 된 것이다.

그때 발견된 물 8컵의 효과는 이런 것이다. 병사들은 전쟁터에서 땀을 많이 흘렸을 것이고 커피와 콜라, 사이다 등 청량음료는 마시지 않았으며, 수분이 적은 전투식량을 주로 먹었다. 그런 조건에서 8컵의 물이 건강에 효과가 있는 것이지, 땀도 흘리지도 않고 커피, 콜라, 사이다 등 청량음료와 맥주를 수시로 마시면서 물 8컵을 마셔봤자 배만 나오기 마련이다.

  물을 얼마나 마셔야 하는지는 개인마다 차이가 있다. 2014년 인사동의 '정신세계사'에서 출판한 《밥 따로 물 따로》의 저자 이상문 선생의 강의를 듣고 나서 물은 식후 1시간 후부터 다음 식사 1시간 전까지 마시면서 커피나 청량음료를 끊으니 물의 맛을 제대로 느낄 수 있었다. 그 결과 77kg의 체중이 2개월 만에 74kg이 되었다.
  물을 식사 1시간 후부터 마시니까 확실히 소화도 잘되고 몸이 가벼워졌다. 아침 식사를 7~8시에 하고 점심을 12~1시 사이에 하면서, 물은 오전 9시부터 11시까지 한두 컵을 천천히 마시고 오후 2시부터 저녁 식사 1시간 전까지 마셨다. 커피도 가능한 한 물 마시는 시간에 마시고, 과일도 물 마시는 시간에 먹었다.

> 물도 천천히 씹어 먹듯 마셔야
> 건강에도 체중 감량에도 좋다.

Chapter 04

인간은 병사, 야생동물은 자연사

　야생동물은 영양도 모르고 위생도 모르고 의료 혜택도 받지 않는데 대부분 자연사한다. 그러나 인간은 영양, 위생, 의료 혜택은 많이 받는데 대부분 암, 뇌졸중, 심장병 등으로 병사한다. 왜 만물의 영장인 인간은 병으로 죽고 야생동물은 자연사할까? 핵심은 먹는 습관에 있다.
　육식동물은 초식동물을 먹을 때 고기만 뜯어 먹는다. 물을 마시면서 고기를 뜯는 육식동물은 이 세상에 없다. 초식동물도 마찬가지다. 소나 말은 풀을 씹으면서 물을 같이 마시지 않는다. 그러나 인간은 밥과 국, 빵과 우유, 햄버거와 콜라 등 음식과 물을 같이 먹는다. 이것이 문제다.
　밥을 오랫동안 씹어서 항아리 속에 넣어두면 발효가 되어 술로 변한다. 그러나 밥에 물을 넣어 오랫동안 씹어 항아리 속에 넣어두면 중간에 썩는다. 침은 소화와 발효를 시키지만, 물은 소화나 발효를 시키지 못한다. 우리 선조들은 '물도 씹어 먹어야 한다.'고 했다. 그런데 우리는 식사 때 항상 밥과 국을 같이 먹는 습관이 있다.

 이제는 건강하게 뱃살을 제거하기 위해 결단을 내려야 할 때이다. 식사 때 국물을 함께 먹느냐, 아니면 국물을 먹지 않느냐의 갈림길에 서 있다. 여러분이라면 어떻게 하시겠습니까?

Chapter 05

물은 모든 음식의 상극이다

 같이 먹으면 좋은 음식이 있고 안 좋은 음식도 있다. 같이 먹으면 안 좋은 음식을 상극이라고 하는데 라면과 콜라, 돼지고기와 도라지, 장어와 복숭아가 이에 해당된다. 이러한 음식들은 따로 먹으면 몸에 이상이 없는데 같이 먹으면 영양에 파괴가 일어나기 쉽다.
 그런데 물은 모든 음식의 상극이다. 한의학과 식품 영양 측면에서의 상극은 아니지만, 식사 중에는 모든 종류의 물을 철저히 제한해야 한다. 예를 들어 설렁탕을 먹을 때 국물은 먹지 않는다. 패스트푸드점에서 햄버거와 콜라가 나오면 콜라는 마시지 않고, 라면을 먹을 때 면만 건져 먹고 국물은 먹지 않는다. 물론 쉽지 않다. 만약 일주일 정도 하다 포기할 수도 있다. 그것은 아직 건강한 다이어트에 간절함이 적기 때문이다.
 처음에는 목이 멜 것이다. 오랫동안 밥과 함께 국물이나 물을 마시는 습관으로 침샘이 거의 말라 있기 때문이다. 요즘은 식사 때 국물이나 물을 마시지 않는 사람들이 많아졌다. 밥은 천천히 씹으면 몸이 가벼워진다. 그래서 밥이 보약이라고 하지 않는가.

 어쨌든 식사 때 별생각 없이 밥과 물을 같이 먹으면 살은 찌지 않아도 배가 나온다. 물론 처음부터 아예 물을 없앨 수는 없다면 1주일 정도 마음의 여유를 가지고 천천히 물의 양을 줄여보는 것이 좋다.

Chapter 06

강력한 살균제, 침

침은 한방에서 귀하게 여기는 것이다. 심지어는 젊어지기 위해 건강한 소녀나 어린이의 침을 마신 기록도 있다. 얼마나 효과가 있었는지는 모르지만 그만큼 침이 건강에 소중하다는 의미이다.

원래 건강한 사람의 침샘은 하루 1~2ℓ의 침이 분비된다. 서양 의학에서도 침에는 젊음을 유지하는 호르몬인 파로틴이 포함되어 있고, 포만감을 느끼게 하는 프티알린 같은 효소도 들어있다. 음식을 먹을 때 발암물질이나, 화학첨가물, 미생물을 살균 또는 소독하는 역할도 한다. 침의 효능은 아무리 강조해도 지나침이 없다.

그런데 식사 때 물을 함께 먹으면 살균이고 뭐고 음식이 꿀떡꿀떡 넘어가게 된다. 잘 씹지 않고 빨리빨리 먹는 사람들의 공통점은 아랫배가 나왔다는 것이다.

이제부터는 씹는 습관으로 잠자던 침샘을 발달시켜 젊음, 살균, 멸균, 면역력을 높여보자. 천천히 씹다 보면 저절로 건강을 찾고 동시에 뱃살도 빠지는 행운을 만난다.

Chapter 07

동물보다 못한 식습관

동물은 먹이를 먹을 때 물을 같이 먹지 않는다. 건조된 사료를 먹는 애완동물은 사료를 먹자마자 물을 마시기도 한다. 바로 그 때문에 이 세상에는 오직 인간과 반려동물만 병원에 다닌다. 물론 그것만이 이유는 아니겠지만, 야생동물이라 해서 모두 건강한 것은 아니다. 그래도 동물 중 오직 인간과 반려동물만 밥과 물을 같이 먹는다는 것은 생각해 볼 문제이다.

건강이 나빠지면 동물도 인간도 식욕이 떨어진다. 이때 동물은 식욕이 돌아올 때까지 아무것도 먹지 않는다. 그러면 숨어있는 면역력이 작동해서 며칠 이내에 정상으로 회복될 것이다.

이처럼 동물은 몸의 요구를 겸허히 따른다는 점에서 사람보다 낫다. 동물이 고기는 고기대로, 풀은 풀대로, 물은 물대로 먹는 것을 허투루 볼 수 없는 이유가 바로 그것이다.

밥은 씹어 먹는 것이고 물은 삼키는 것인데, 이 2가지를 한꺼번에 먹는 것이 과연 정상일까? 정상이 아닌 것은 자명하다.

Chapter 08

물을
먹다

세계의 고등 언어는 '먹는다'와 '마신다'의 구분이 잘되어 있다.

우리말에 '물을 먹다.'가 어색하지 않은 것은 우리 음식에 국이나 탕과 같이 물에 삶은 음식이 많다는 것과 관련이 있다. 우리 선조들은 끊임없이 이어진 외적의 침입과 불평등한 사회구조 때문에 식량이 늘 부족한 상태에서 지냈다. 그러다 보니 적은 재료로 많은 사람의 배를 불릴 수 있는 요리가 필요했다.

큰솥에 공깃밥 하나와 채소를 듬뿍 넣고 한참 끓이면 많은 사람이 먹을 수 있는 탕과 국이 된다. 그러니까 이건 밥도 아니고 물도 아닌 셈이다. 국물 음식이 한국에만 있는 건 아니지만 한국 음식에 탕과 국이 많다는 것이다.

식사할 때 국이 없으면 밥을 못 먹겠다는 사람이 있다. 이제는 달라져야 한다. 밥 먹을 때 국물을 최소한으로 줄이고, 식후 최소 30분에서 1시간 후에 물이나 차를 마시면 몸이 가벼워진다.

Chapter 09

소화가
된다는 거야?

 식당에 가면 흔히 물병과 컵을 준다. 식사 전에 시원하게 한 잔 마신다. 이건 지극히 나쁜 습관이다.
 식전에 물을 마시면 위벽의 점액질이 씻겨진다. 그런 위장 상태에서 잘 씹히지도 않은 멸치 같은 딱딱한 음식을 넘기면 위벽은 붓거나 헐 수 있다. 거기다 식후에 물 또는 커피까지 마시면 불쌍한 위는 정신을 차릴 수 없다.
 문제는 여기서 끝나지 않는다. 사람이 소화를 시키는 데는 대장균 같은 미생물이 소화에 큰 역할을 한다. 세포가 영양을 제대로 흡수하기 위해서는 치아의 씹는 작용과 위의 화학적 소화력만으로는 부족하기 때문이다. 대변 무게의 50%는 소화기관에서 사는 미생물의 사체라 한다.
 그런데 음식에 물이 섞여있다면 미생물의 활동에 방해가 된다. 미생물과 인간의 관계는 악어와 악어새처럼 공생 관계이다. 미생물은 생존을 위해 음식물을 분해하지만 그런 미생물의 존재가 우리에게는 꼭 필요한 것이다. 음식과 물을 함께 먹으면 침샘이 마르고 소화를 돕는 미생물의 활동이 억제된다.

   이제는 건강한 식습관을 만들기 위해 올바른 판단이 필요한 때다. 음식을 먹을 때 밥과 반찬 위주로 천천히 잘 씹는다면 침샘이 발달하여 소화도 촉진되고, 기억력이 좋아질 것이다.

Chapter 10

따뜻한
물의 비밀

 건강한 사람의 체온은 평균 36.5도이다. 어린이의 체온은 약 37도, 노인은 약 36도, 암 환자는 약 35도, 죽은 사람은 통상 27도이다. 그리고 내장 온도는 약 40도이고 뇌의 온도는 34.5도 정도이다.
 뱃속이 따뜻해야 효소의 왕성한 활동으로 소화가 잘되고 배설도 잘된다. 삼겹살에 열을 가하면 지방이 빠지고 열이 식으면 굳어진다. 돼지고기 먹은 그릇을 설거지할 때 찬물보다 따뜻한 물로 해야 지방이 잘 빠지는 건 바로 이 때문이다.
 운동으로 땀을 많이 흘리고 갈증이 날 때 찬물을 마시면 시원한 맛은 있어도 갈증은 잘 가시지 않는다. 그것은 땀을 흘릴 때 수분과 열이 함께 빠져나가기 때문에 갈증을 해결하려면 수분과 함께 열을 보충해 주는 따뜻한 물을 마셔주어야 갈증이 쉽게 해소된다. 평소 따뜻한 물을 자주 마시는 사람은 찬물을 벌컥벌컥 마시는 사람보다 더 건강해 보이고 뱃살도 적어 보인다.

체온이 1도만 내려가도 면역력이 눈에 띄게 떨어진다고 한다. 음식물을 소화시키고 그 에너지 대사과정 중에 찬물을 마시는 것과 더운 여름, 열기가 땀으로 많이 배출되어 속이 차가워진 상태에서 찬물을 마시는 것은 몸에 부담을 주는 행위이다.

옛말에 우물가에서 물을 찾는 남정네에게 현명한 처녀가 물에 버들잎을 동동 띄워서 주었다는 이야기가 있다. 그것은 찬물을 뱃속에 쏟아 넣지 말고 입에 좀 담았다가 천천히 삼킴으로써 조금이라도 찬 기운을 없애라는 뜻이 아니었을까?

더운 여름날 찬 음식을 많이 먹으면 배탈이 나는 경우가 있다. 그래서 선조들은 초복이 시작되는 한여름에는 삼계탕을 먹고 이열치열(以熱治熱)로 건강을 지키는 지혜의 고수들이었다.

정리하면,

동물은 음식과 물을 같이 먹지 않는다. 그게 자연스러운 것이다. 지금도 사람들은 식전, 식사 사이, 식후에 물을 마신다. 이것은 습관일 뿐이다.

국물이나 음료수가 없으면 목이 메는 것 같고, 물을 마시면 음식물이 시원히게 내려갈 깃 같은 기분은 잘 안다. 하지만 반대로 생각하면 그건 이미 물 없이 음식을 넘기기도 어렵다는 것이다. 습관 탓도 있지만, 국물이 들어있는 음식과 즉석 가공식품이 범람한 탓이기도 하다. 해결책은 단순하면서도 간단하다.

  다시 말하지만, 물은 식사 1시간 후부터 다음 식사 1시간 전까지 천천히 마시는 게 좋다. 식사 1시간 전쯤 물을 마시면 몸에 수분을 보충하면서 약간의 식욕 조절에 도움이 되고, 식후 1시간 후부터 마시면 소화에 도움이 되고 다이어트에 적절한 도움을 줄 수 있다. 그렇다고 너무 많이 마시는 건 좋지 않고, 더구나 시도 때도 없이 마실 필요도 없다. 하루하루 부담 없이 마시고 싶은 만큼 천천히 마셔보자.

PART 4

평생 살 안 찌는
습관 만들기
맨땅
다이어트

운동

세 번째는 운동에 대한 질문이다.
교육생들에게 "여러분은 평상시에 운동을 잘하고 있나요?" 라고 물으면, 대부분 "아니요."라고 대답한다. 그런 다음 "작년에는 운동했나요?"라고 물으면, 또 "아니요."라 한다. 그렇다면 "5년 전에는 운동을 했나요?"라고 물으면, 역시 "그때도 하지 않았습니다." 라고 대답을 한다. 그러면 앞으로는 운동할 계획이 있냐고 물으면 "하긴 해야 하는데 잘 모르겠어요."라고 대답한다. 그렇다. 그런 사람들은 앞으로도 운동하지 않거나 해도 충분히 하지 않을 가능성이 크다.

현대인의 운동 횟수와 운동량은 과거에도 부족했고 현재도 부족하고 미래에도 부족할 것으로 예상한다. 그래서 1968년에 에어로빅과 1970년대에 조깅이 등장했지만, 현대인들의 운동 부족을 해결하지는 못했다.

운동할 시간이 없는 현대인들은 1분 체조, 5분 걷기로 활동량을 높여라!

Chapter 01

운동의
발명

 사람이든 동물이든 반복적으로 몸을 힘들게 움직이는 건 자연스러운 현상이 아니다. 인간이 언제부터 이렇게 '운동'이란 걸 일부러 하게 되었을까? 지금부터 100년 전까지만 해도 군사들이나 운동선수를 제외하고는 단지 몸을 건강하게 만들기 위해 괴로움을 참아가며 반복적인 동작을 하는 사람은 거의 없었다. 아침 일찍 일어나 들이나 산에 가서 일하고 가축과 집안일을 돌보며 끊임없이 움직인 옛날 사람들에게는 운동이란 개념 자체가 없었을 것이다.
 최근 산업과 기술의 발달로 자동차가 발명되고 엘리베이터가 생기고 청소 로봇까지 등장하였다. 이에 사람들의 움직임이 심각하게 줄어들사 그걸 보충하기 위해 에어로빅과 조깅이 생겼다. 거기다 스포츠산업의 발달로 짧은 시간에 큰 효과를 낼 수 있는 각종 운동법, 운동기구와 제품,

그리고 트레이너들이 양성되었다.

미국 국립의료원(NIH)에서 10년 동안, 6시간 이상 앉아서 일하는 사무직 24만 명의 성인을 대상으로 조사한 결과, 운동만으로 뱃살이 빠지는 효과는 기대 이하였다고 한다. 평소 앉아있는 시간이 길수록 따로 운동해도 큰 효과가 없다는 것이다. 또한, 최근 20년 동안의 생활방식을 분석해 보니, 운동시간의 차이는 거의 없었지만 앉아서 보내는 시간이 많이 늘어났다는 결과가 나왔다.

여기에는 과학적인 이유가 있다.

첫째, 의자에 앉는 순간 다리 근육의 전기적 활동이 차단된다. 인체의 뇌와 근육은 생체전기로 움직이는데, 오래 앉아있을수록 전기적인 활동이 차단되어 정상적인 근육 활동이 약해진다. 근육 활동이 위축되면 기초대사량도 줄어들게 된다.

둘째, 지방을 분해하는 효소생성량이 줄어든다. 지방의 분해는 몸을 움직이는 것뿐 아니라 호르몬, 장내 미생물, 효소의 종류 등에 의해 영향을 받는다. 그중 지방 분해효소는 몸 안에서 제대로 생겨나지 않고 몸에 좋은 콜레스테롤의 20%가 줄어든다고 한다. 앉아있는 것만으로도 여러 가지 문제가 발생하는 것이다. 특히 살이 잘 빠지지 않는 것도 그렇지만 장기적으로 소화불량, 생리불순, 만성 스트레스, 우울증의 원인이 되기도 한다. 그런데 온종일 책상 앞에 앉아 공부나 일을 할 수밖에 없는 직장인과 학생들은 일정 시간 강도 높게 운동을 해야 하는 게 당연한 것으로 받아들여지고 있다. 시대의 변화로 운동이 '발명'된 것이다.

*출처: 《잘 먹고, 더 움직이고, 잘 자라》

Chapter 02

운동에 대한 인식

만약 운동으로 살이 빠진다면 이 세상에 살찐 사람은 아마 없을 것이다. 만약 있다면 길거리, 학교, 가정, 체육관 등에서 사람들이 걷고, 달리고, 아령을 들고 점프하며 땀을 흘릴 것이다.

하지만 현실은 운동을 안 해도 날씬한 사람들이 많다. 결국은 운동을 한다고 살이 빠지는 건 아니다. 그런데 아직도 살을 빼려면 운동을 해야 한다는 상식이 지배적이다. 날씬해지기 위해서는 운동을 해야 한다는 광고가 계속 나가고 있기 때문이다. 운동하면 비만을 방지하고 질병도 예방할 수 있다면서 미디어를 통해 운동 부족에 대한 죄책감이 느껴지도록 온갖 수단과 방법을 동원한다. 그래야 우리가 건강을 위해 돈을 쓰게 된다.

운동은 육체와 정신 건강에 꼭 필요한 것이다. 그런데 문제는 운동이 너무 상업적으로 치우치고 있어 운동에 관한 올바른 정보가 절실한 실정이다. 스마트폰의 발달로 앉아있는 시간이 길어지고 하루 30분도 안 걷는 사람들이 늘어나고 있다. 운동은 해도 되고 안 해도 되는 시대는 이미 지났다.

Chapter 03

운동을 올림픽 정신으로 할까, 놀이처럼 할까?

왜 우리는 스스로 운동을 꾸준히 하지 못할까?

그것은 우리가 운동을 '더 높이, 더 멀리, 더 빠르게'라는 올림픽 정신으로 하다 보니 근육이 뭉치거나 몸이 뻐근해져서 그런 것이다. 그리고 텔레비전의 건강 프로그램에서도 건강전문가나 운동 트레이너들이 나와서 운동은 정확한 호흡, 자세, 동작이 중요하다고 특별히 강조한다. 운동을 잘못하면 안 하느니만 못하다고도 한다. 그러기에 혼자서 운동을 하다 보면 몸도 뻐근하고 동작이 맞는지 틀리는지 감을 잡을 수 없어 꾸준히 운동하기가 어렵게 된다.

물론 운동은 정확한 호흡, 자세, 동작이 중요하다. 하지만 운동을 안 하는 것보다 서툴러도 운동을 일단 시작하는 게 중요하다. 운동을 가볍게 하다 보면 자신감도 생기고 자기만의 운동 요령을 터득하게 된다. 우리는 학교 체육 시간에 운동을 충분히 해왔기에 어느 정도 운동의 기본이 있다. 그런데 스포츠센터에서 PT 트레이너, 요가, 필라테스 강사들이 지도하는 운동은 쉬운 동작이 없고 다이어트와 재활 위주의 운동이라 혼자 하기 어려울 수 있다.

나도 1991년에 '운동공학 피지컬 트레이너' 자격증을 취득하고 일반인에게 운동을 지도할 때 호흡, 자세, 동작을 정확하게 지도했지만, 지금은 운동을 놀이처럼 쉽게 꾸준히 할 수 있도록 지도하고 있다. 2000년 6월 뉴코아 백화점 직원들에게 건강 강의를 시작하면서 운동을 쉽고 꾸준히 하는 방법을 연구했다. 그동안 철학책을 읽고 인문학 강좌를 들으면서 운동은 왜 해야 하는가, 운동을 꾸준히 하려면 어떤 방법이 좋은가, 비용은 적게 들면서 운동효과를 높이고 꾸준히 유지하는 방법 등에 관해 연구와 토론을 많이 했다.

운동하는 습관을 만들려면 한 번에 무리하지 않고 체력에 맞게 가볍게 시작해야 한다. 인생에 답이 없듯이 운동에도 답은 없지만, 중요한 것은 인생이든 운동이든 정성을 다하면 하늘도 감동한다. 운동은 평생 놀이처럼 하자.

Chapter 04

운동이 다이어트에 도움이 되려면?

'코크란 합동연구단'에서 비만에 관해 연구한 결과, 운동과 살 빼기는 크게 관련이 없다는 사실이 밝혀졌다. 이 밖에도 많은 연구는 운동이 몸을 건강하게는 하지만, 체내 지방을 없앤다는 운동이 정작 다이어트에는 별 효과가 없다는 결론이 났다. 그보다 식사량이나 식습관 그리고 자신에 대한 믿음이 날씬한 몸매를 유지하게 만든다고 한다.

지인인 K 씨는 매일 오전 헬스클럽에서 2시간 보내고, 클럽이 쉬는 날에는 수영장을 찾는 열성파였다. 저녁이면 파워워킹으로 아파트 단지를 몇 번이나 돌았다. 하지만 근육은 단단해졌는데 살은 빠지지 않는다고 했다.

그녀는 출산 후 나이 먹으면서 평소 자신하던 외모가 퇴색되는 것에 강박관념이 심했다. 그래서 자기 자신을 채찍질하며 운동에 열중하였다. 하지만 운동이 끝나고 과식으로 이어졌다. 운동은 많이 하지만 식사는 조금만 먹어야지 결심하다가도 막상 수저를 들면 음식조절이 되지 않아 결국은 폭식을 반복했다고 한다. 운동중독과 음식조절능력을 상실했기 때문이다. 운동과 다이어트에 관한 지식은 갖고 있었지만, 실생활에서 음식조절능력에 대해서는 잘 알지 못했던 게 사실이다.

 나는 그녀에게 우선 운동을 하면서 습관적으로 마시던 찬물을 끊는 대신 미지근한 물을 조금씩 마시도록 했고, 식사는 밥과 김치, 채소와 생선, 견과류를 천천히 오래 씹도록 했다. 운동은 살을 빼기 위한 것이 아니라 스트레스를 푸는 차원으로 하도록 지도했다. 그리고 운동을 하되 강도를 30% 정도 줄이고, 일상에서 체조나 스트레칭으로 활동량을 높이라고 했더니, K 씨는 얼마 지나지 않아 몰라볼 정도로 반듯하고 날씬한 모습으로 나타났다.

> 운동과 식이요법은 마음을 비울 때
> 더 높은 효과를 낼 수 있다.

Chapter 05

러너스 하이
(runners' high)의 장단점

비가 오나 눈이 오나 철저한 계획하에 열심히 운동하는 사람들이 있다. 하지만 억지로 괴로움을 참아가며 숨이 끊어질 듯 오랫동안 운동하지는 말자.

운동은 그저 좋아서 하는 운동과 건강을 위해서 하는 운동으로 나눌 수 있다. 달리기를 좋아하는 사람들은 달리기할 때 엔도르핀이 분비되면서 체력이 좋아지고 군살이 빠지기도 한다. 그러나 좋아하지 않는 달리기를 억지로 하면 체력뿐 아니라 건강에 스트레스가 될 수도 있다. 막연히 운동이 몸에 좋을 것으로 생각하지 말자. 운동은 스트레스가 될 수도 있고 기분전환용이 될 수도 있다.

운동하다 보면 어느 순간부터 기분이 좋아진다. 특히 땀을 흘리며 달릴 때 짜릿한 느낌이 있다. 이런 현상을 '러너스 하이(runners' high)'라 한다. 사전적으로는 '격렬한 운동 후 맛보는 도취감'이라는 뜻이다. 운동하는 사람들은 그 맛에 운동한다고 한다. 그러나 한편으로는 뇌에서 분비되는 엔도르핀과 같은 마약 물질이다.

 이런 격렬한 운동을 일반인들이 다이어트를 위해 하는 경우 나이가 젊고 체력이 좋으면 도움이 될 수 있다. 그러나 나이가 많고 체력이 약해지면 격렬한 운동은 건강이나 다이어트에 도움이 안 될 수도 있다.
 운동은 살을 빼기보다는 일상에서 받는 스트레스를 풀고 자신감과 성취감을 높이기 위해 하는 운동이 건강에도 좋고 살이 빠지는 효과도 있다. 그러나 살을 빼기 위해 죽을힘을 다해 달리고 무거운 운동기구를 반복적으로 들어 올리는 것은 결과적으로 근육경직이나 폭식으로 살이 더 찔 수 있다.
 이제부터 운동은 하되 지금보다 시간과 강도를 조금씩 줄이고 일상에서 활동량을 높여줄 때 근육이 골고루 발달하여 군살도 뺄 수 있다. 체력에 맞는 운동은 행운을 부른다. 그것이 운동의 매력이다.

Chapter 06

살아있는 운동, 죽은 운동

운동이 생명체는 아니지만, 운동을 어떻게 이해하고 실천하느냐에 따라 살아있는 운동이 될 수도 있고 죽은 운동이 되기도 한다.

살아있는 운동은 뇌와 몸이 하나가 되는 운동이다. 우리가 달릴 때 뇌는 빠르게 움직이는 다리의 상태와 심장박동, 헉헉대는 폐의 움직임을 느낀다. 뇌는 몸의 움직이는 곳에 영양과 에너지를 공급하며 운동을 기억한다.

그러나 죽은 운동은 뇌와 몸이 따로 노는 운동이다. 예를 들면 러닝머신에서 모니터를 보며 달리는 것이다. 뇌는 모니터에 정신을 빼앗겨 걷는지 달리는지 인지하지 못하고 칼로리만 소비하고 운동을 기억하지 못한다. 나도 1998년 헬스클럽에서 3개월 동안 러닝머신에서 모니터를 보며 열심히 달렸는데 건강 증진효과는 거의 없었다. 운동은 뇌와 몸이 하나가 되어 열심히 할 때 체력과 정신력이 동시에 만들어지는 것이다. 집에 러닝머신이 있다면 모니터는 사용하지 말고, 하루 10~20분 정도 뇌와 몸이 하나가 되는 느낌으로 러닝머신을 달리거나 걸어보자. 기분이 좋아질 것이다.

체험 사례: 40대 후반의 남편, 40대 중반의 부인

우리는 살아있다. 그러므로 운동도 살아있는 운동이 좋고, 음식도 살아있는 음식이 좋다. 운동할 때는 뇌와 몸이 하나가 되어 뇌가 움직임을 느낄 때 살아있는 운동이 되는 것처럼, 음식도 가공하지 않은 채 자연 그대로 맛을 음미할 때 살아있는 음식이 된다. 또한, 우리 몸이 따뜻하기에 물 역시 미지근하거나 따뜻한 물이 좋다. 아침에 깨어났을 때나 한낮에 태양이 뜨거울 때는 물을 마시지 않는 게 좋다. 그때는 우리 몸이 양의 에너지가 충만하기 때문인데, 이는 한낮에 화초에 물을 주지 않는 것과 같은 원리이다.

L 씨와 J 씨 부부는 오래 알고 지낸 분들이다. 지금은 멀리 있어서 자주 뵙지는 못하지만, 금슬이 참 좋은 부부다. 먹는 것도 비슷하여 뚱뚱하고 아픈 부위도 비슷하다. 두 분 다 혈압이 높고 조금만 움직여도 숨이 차다고 한다. 특히 외동딸도 뚱뚱한 편이라 고민이 많았다. 이런 경우 살이 쪘다는 사실은 분명 건강에 문제를 가져올 수 있다. 그들은 나름대로 작전을 세웠다. 딸과 함께 연예인들이 많이 다니는 일산의 M 스포츠센터에 다닌 것이다. 처음에는 연예인들을 본다며 좋아하던 딸은, 연예인들의 엄격한 자기 관리와 날씬한 몸매를 보고 자극을 많이 받았다고 한

다. 지금은 가족이 '맨땅 다이어트 7단계'를 일상생활에 적용하여 건강하게 몸을 유지하고 있다.

Chapter 07

좋은 운동이란?

직업 운동선수들의 수명은 짧고 운동량은 상상을 초월한다. 그만큼 부와 명예가 따르지만, 몸이 아파 운동을 중단하면 체중이 엄청나게 불어난다. 운동선수의 운동은 승부를 위한 것으로 부상 위험이 크고, 은퇴 후에는 운동 후유증으로 고생할 수도 있다.

나는 1983년에 무리한 훈련으로 생긴 디스크와 관절염 때문에 운동을 중단하고, 오랜 고통 끝에 1990년 운동공학협회에서 실시한 목, 허리, 발목의 3대 관절운동으로 디스크와 관절염을 모두 고쳤다. 복싱이 한쪽으로만 하는 운동이니, 동작을 반대쪽으로도 해주어야 몸의 균형을 유지하고 디스크와 관절염의 재발을 방지할 수 있다고 협회 회장님께서 말씀해 주셨다. 결국, 정답은 없지만 자기 체력에 맞게 전후좌우 골고루 움직여 몸의 균형을 잡고 팀워크와 대인관계까지 원만하게 하는 운동이 좋은 운동이다. 그러면 나쁜 운동은 나의 기분, 감정, 균형을 무시하고 제멋대로 무리하게 하는 운동이다.

그렇다고 좋은 운동과 나쁜 운동을 구분하려는 것은 아니고, 운동을 어떻게 이해하고 실천하느냐에 따라 건강에 도움이 되기도 하고 반대가 되기도 한다.

골프와 테니스가 한쪽으로만 하는 운동이라 몇 개월 열심히 하다 보면 팔꿈치나 어깨에 이상이 생길 수 있다. 테니스를 좋은 운동으로 만들려면 우선 운동 전에 가볍게 스트레칭으로 몸을 풀면서 반대쪽으로도 스윙을 해주고, 골프도 마찬가지로 반대쪽의 스윙과 스트레칭으로 풀어준다면 부상도 예방하고 실력도 향상할 수 있다.

Chapter 08

좌우 반대로 운동법

우리는 일상생활에서 많이 움직이는 신체 부위가 있고 적게 움직이는 신체 부위가 있다. 문제는 좌우 불균형이다.

일상에서 양치할 때, 식사할 때, 가방 들 때, 의자에 앉아 다리를 올릴 때 반대로 움직여 안 쓰던 근육을 사용해서 몸의 균형을 잡을 수 있다. 나는 이것을 '반대로 운동법'이라 칭한다. 말 그대로 한쪽으로만 사용해서 비뚤어진 몸을 반대로 움직여 몸의 균형을 잡자는 것이다.

음식을 씹을 때도 오른쪽과 왼쪽 치아를 동시에 사용하자. 어느 한쪽으로만 씹게 되면 많이 씹는 쪽으로 얼굴의 저작근(咀嚼筋)이 발달하여 좌우 비대칭이 될 수 있다. 좌우 골고루 씹는 것은 얼굴 균형에 아주 중요하다. 양치할 때도 좌우 양손을 모두 사용하는 게 좋다. 한쪽 손만 사용하면 어깨와 목, 좌우 균형이 깨지고 양치 속도가 빨라져 치아 틈새의 음식 찌꺼기 청소가 잘되지 않는다. 치아 건강에 나쁜 영향을 줄 수도 있다. 양치할 때는 좌우 양손을 번갈아 천천히 하는 것이 치아 건강에 좋고 어깨의 균형을 잡아주는 데도 효과적이다.

식사할 때도 좌우 양손을 사용하면 균형 잡는데 도움이 되고, 의자에 앉아 다리를 꼴 때도 반대쪽 다리도 번갈아 올려주고, 가방도 한쪽으로만 들거나 걸치면 어깨가 기울어지니까 반대쪽으로도 사용하면 좌우 균형이 잡혀 옷을 입으면 모양새가 난다.

디스크를 예로 들어보자.

디스크가 어느 날 갑자기 생기는 것처럼 보이지만, 그것은 착각이다. 한 번에 척추가 어긋나게 되려면 교통사고만큼 큰 충격이 가해져야 한다. 나쁜 자세로 매일 중력을 받은 허리에 약간의 충격이 가해질 때 나타나는 것이 디스크다. 디스크는 절대 운이 나빠서 생기는 게 아니다. 자신이 평소 어떻게 움직이는지 잘 관찰해 보자. 왼쪽 다리를 꼬는 것이 습관이 되었다면 불편해도 오른쪽 다리를 꼬자. 한쪽 다리를 오랫동안 꼬는 것은 골반과 다리에 부담을 주지만 반대쪽 다리를 꼬면서 좌우 골고루 균형을 유지하는 게 좋은 습관이다.

Chapter 09

식스팩의 선구자, 이소룡

영화배우이자, 철학자, 식스팩의 상징인 이소룡. 미국에서 동양인 중 가장 성공한 사람 이소룡이다. 그는 영화를 찍기 위해 근육보다 복근을 발달시키는 데 집중했다. 영화에서 적들과 싸울 때 정확한 동작과 민첩한 공격이 가능하게 하려는 의도였다.

거구의 백인을 한 방에 쓰러뜨리는 놀라운 힘은 어디서 나오는 걸까? 그 해답이 바로 근육이고, 근육 중에도 복직근, 이른바 복근이다. 복근은 사람이 서고 앉고 걷고 자세를 유지하는 등 일상생활을 하는데 매우 중요한 근육이다. 이소룡이 복근 훈련에 집중한 이유는 바로 복근의 중요성을 잘 알고 있었기 때문이다. 복근은 사람을 직립보행이 가능도록 하며, 상체와 하체를 연결하는 중요한 근육이다. 또한, 내부 장기를 지탱하여 보호하고 호흡을 돕는 역할을 한다. 복근이 약해지면 요통은 물론 각종 질환의 원인이 되기도 한다. 복근은 사람 몸의 중심에 위치하기 때문에 몸의 아름다움을 결정짓는 중요한 곳이기도 하다.

  복근을 가장 빠른 기간에 만들려면 복싱체육관에 가서 줄넘기와 원투 스트레이트 등 숨이 차는 유산소 운동과 윗몸일으키기를 하면, 개인차가 있긴 하나 한두 달 만에 일정 수준 만들 수 있다. 또는 헬스클럽에 가서 닭가슴살을 먹으면서 개인 레슨(PT)을 받으며 하는 방법도 있다. 그런데 복근이 생겼다 하더라도 한 달 만 운동을 중단하면 바로 원래의 상태로 돌아오게 된다. 그래서 복싱체육관이나 헬스클럽에 갈 시간이 없는 사람들은 매일 오전 오후 두 차례에 걸쳐 사무실에서 팔굽혀펴기 5~10회, 앉았다 일어나기 5~10회, 허리 돌리기 30초, 내장 흔들기 30초 등의 운동을 하면 에너지가 상승하여 스스로 활동량을 높이고 복근을 장기간 유지할 수 있다. 운동은 매일 조금씩이라도 꾸준히 하는 습관이 정신건강과 복근을 유지하는 비법이다. 운동은 절대 무리하면 부상의 위험도 크고 꾸준히 할 수 없다는 것. 운동은 일상에서 가볍게.
  내가 바로 그 증인이다.

*출처: KBS 〈과학카페〉, 이소룡 절대 근육의 비밀

Chapter 10

스트레스는 인터벌 트레이닝으로

현대인은 각종 스트레스에 노출되어 있다. 자동차의 경적, 소음공해, 붐비는 무질서, 미세먼지, 뜨거운 열대야, 혹독한 강추위, 판매 경쟁 등 일상생활 자체가 스트레스다.

스트레스를 받으면 아드레날린이라는 호르몬이 분비된다. 아드레날린은 콜레스테롤과 지방산을 분비시켜 동맥경화를 일으키는 원인이 되기도 한다. 그러나 이것은 원래 인체에 유익한 반응 물질이었다. 우리가 극한 위기에 몰릴 때 혹은 적이 나타났을 때 뇌는 위기를 극복하기 위해 아드레날린을 분비시킨다. 이때 이 물질은 위기를 이겨내는 엄청난 힘을 발휘한다.

우리가 밀림에서 사자와 마주쳤을 때 우리 몸의 혈액 속에는 다량의 아드레날린이 분비되는데, 우리가 사자로부터 신속히 도망가는 데 필요한 에너지 역할을 한다. 짧은 시간 강렬한 운동을 할 때 사용되는 물질이 바로 아드레날린이다. 아직도 아프리카 원주민들은 큰 충격이나 고통, 분노 등 스트레스를 받으면 집단으로 모여 소리를 지르며 격렬한 운동을 한다. 그것은 콜레스테롤이나 지방산을 알지 못해도 원주민들이 생존을 위한 본능적 행동이라 생각된다.

그런데 현대인은 스트레스를 받아도 격렬한 운동보다는 술과 담배 또는 먹는 것으로 위로받는 사람들이 많다. 그 때문에 콜레스테롤이나 지방산은 소모되지 않고 누적된 상태로 축적된다. 이제 우리는 일상에서 받는 스트레스를 인터벌 트레이닝으로 날려보자. 특히 실내 3분 트레이닝이 좋다. 사무실이나 집, 학교 등에서 15초 동안 제자리에서 전력 달리기를 하고 15초 휴식, 이렇게 15초 전력 달리기와 15초 휴식을 6회만 반복해도 3분이 된다. 이것이 바로 실내 3분 인터벌 트레이닝이다.
지금 당장 지금 있는 장소에서 달려보자. 한 번에 15초씩.

Chapter 11

운동은
평생 놀이처럼

 음식도 많이 먹는 것보다 적게 먹는 것이 건강에 좋듯이 운동도 무리하게 하는 것보다 조금 부족하게 하는 게 건강한 체력을 만드는 데 도움이 된다.

 축구, 테니스, 족구, 농구, 달리기, 수영은 동작이 크고 강하며 기공, 단전호흡, 요가, 명상, 국선도, 택견은 부드럽고 유연한 운동이다. 동작이 크고 강한 운동이나 부드럽고 유연한 운동도 어떻게 하느냐에 따라 체력이 달라진다.

 운동효과를 높이려면 운동하기 30분 전 미지근한 물 180ml 한잔에 가벼운 준비운동과 운동 중간에도 좌우 균형을 유지하며 스트레칭을 한다. 운동 강도는 약 70% 정도로 마무리할 때 최고의 운동이 된다.

 기공, 단전호흡, 요가, 명상 등 심신 수련도 초보자라면 수련 시간을

20~30% 줄여도 괜찮다고 나는 생각한다. 그래야 지루하지 않고 성취감도 느끼며 꾸준히 하기 쉬워진다. 음식도 양의 7~80% 정도만 먹으면 의사가 필요 없다는 말이 있듯이 운동도 조금 부족하게 하는 것이 운동에 대한 흥미를 높이는 것이다.

Chapter 12

깊은 잠을 자고 싶다면 운동을 해라

 꾸준한 운동은 깊은 잠을 자게 하고 다음 날 몸과 마음을 가볍게 한다. 그러나 잠을 잘 자지 못하면 머리가 무겁고, 기억력도 떨어지고, 자신감이 줄고, 삶의 의미도 떨어진다.
 잠을 잘 자지 못하는 사람은 일상에서 짧은 시간이라도 격렬한 사무실 인터벌 트레이닝으로 15초 전력 달리기와 15초 휴식을 수시로 해보자. 이 훈련은 스트레스를 풀어주는 좋은 효과가 있다. 약간의 격렬한 운동은 수면제보다 낫다고 한다. 수면 연구가인 브래드 카디널은 꾸준한 운동이 수면의 질을 개선하는 최고의 방법이라고 했다.
 잠을 잘 자고 싶다면 밤이든 낮이든 상관하지 말고 운동을 하자. 만약 잠이 안 오면 억지로 자려고 하지 말고 잠이 올 때까지 침대에 누워서라도 가벼운 스트레칭을 하는 것이 하지 않는 것보다 훨씬 낫다.

운동은 아침에 시간이 되면 아침에 하고, 저녁에 시간이 되면 저녁에 하자. 아침 운동은 하루 내내 활력을 주는 장점이 있고, 밤에 하는 운동은 아침 못지않게 숙면에도 도움이 된다. 밤에 운동하면 수면을 방해한다는 말이 있지만 나는 가끔 커피를 마시면 잠이 안 올 때가 있다. 그럴 때는 억지로 잠을 자려 하지 않고 방이나 거실에서 제자리 뛰기, 구르기 운동, 스트레칭 등을 약 20분 정도 하면 잠이 잘 온다. 좋은 운동은 최고의 수면제이다.

운동에 대한 결론

이 세상에 살이 빠지는 운동이나 살이 찌는 운동이 따로 없다. 구분하지 말자. 자신이 좋아하는 운동이 있고 어쩔 수 없이 해야 하는 운동이 있다. 바빠도 운동할 시간을 만드는 사람이 있고, 시간이 있어도 운동을 안 하는 사람이 있다.

운동한다고 모두 건강해지는 것도 아니고, 운동을 안 한다고 몸에 이상이 생기는 것도 아니다. 세계적인 장수마을에는 규칙적으로 운동하는 사람이 없다. 비만인도 없다. 스포츠센터도 없다. 운동보다 활동량이 많을 뿐이다.

8시간 이상 앉아있는 학생이나 직장인이라면 1시간 운동을 하는 것보다는 때와 장소와 상관없이 사무실, 학교, 지하철 등 현재의 장소에서 한 시간에 1~2분 정도 일어나서 몸을 움직여주자. 기분이 좋아질 것이다.

운동할 때는 온몸에 힘을 빼자.

PART 5

평생 살 안 찌는
습관 만들기
맨땅
다이어트

습관

우리 모두에겐 잠재능력이 있다. 하지만 인스턴트 가공식품, 패스트푸드, 청량음료 등을 즐기면서 자신의 잠재능력을 찾는다면 어떠한 노력도 100% 헛수고일 것이다. 그러나 자연의 법칙대로 아무 욕심 없이 밥과 김치, 제철 채소, 생선, 견과류 등을 천천히 잘 씹는다면 머리와 몸이 가벼워져 자신의 잠재능력이 충분히 발휘할 수 있게 되어있다. 노력해서 되는 일도 있지만 안 되는 일이 더 많다. 그래서 욕심 없이 마음을 비우고 있는 그대로 생활하다 보면 노력한 것보다 더 많은 것이 주어지기도 한다.

이 세상에 수만 가지의 다이어트는 뭔가 '제약한다'라는 공통점이 있다. 그러나 이희성의 '맨땅 다이어트 7단계' 즉, 살 안 찌는 습관 만들기는 뭔가를 제약하는 다이어트라기보다, 자신의 나쁜 식습관을 이해하고 올바른 정보를 나누는 '나눔의 다이어트'다. 적게 먹는 것이 아니고 복합탄수화물인 잡곡밥, 김치, 제철 채소, 생선, 견과류 등을 충분히 먹고, 단순 탄수화물인 빵, 햄버거, 도넛, 과자, 청량음료 등을 최대한 줄이는 것이다. 식사시간은 15분 정도로 하면서 천천히 씹으면 적게 먹게 되고 허기도 덜 지고 몸과 마음에 평안을 준다. 만약 바쁜 일로 식사시간 15분을 지키기 힘들다면 평소보다 3분만 늦춰도 효과는 충분하다. 처음에는 쉽지 않다. 그 이유는 오랫동안 식사습관이 굳어졌기 때문이다.

물론 습관을 바꾸기는 어렵다. 그렇다면 새로운 습관을 만들면 어떨까? 오늘 하루는 습관에 집중할 수 있다. '작심 3일'. 마음먹고 3일만 해도, 일주일에 3일씩만 반복해도 6개월이면 습관이 만들어질 수 있다.

Chapter 01

습관을 바꿀 것인가, 만들 것인가?

 습관을 바꾸는 것은 매우 어렵다고 했다. 습관을 바꾸면 인생이 바뀐다고 해서 나도 예전에 아침형 인간이 되기 위해 새벽 5시 기상을 시도했지만 3일 만에 포기하고, 하루 1시간 독서를 시도했지만, 이 또한 실패, 식사시간 20분 먹기를 했지만 실패하였다. 대인관계를 위해 말을 적게 하고 많이 들어주기를 시도했지만 실패하고, 1시간 운동도 실패, 물 8컵 마시기도 실패, 정리정돈 실패, 일기 쓰기 등 모든 것을 실패하였다.
 그러나 1989년 허리와 무릎 통증으로 건강이 나빠져 종로5가에 있는 한국자연건강회에서 개인 상담과 교육을 받았다. 건강하게 군살을 빼려면 현미 자연식을 먹는 것보다 인스턴트 가공식품과 패스트푸드를 안 먹는 것이 더욱 건강과 다이어트에 도움 된다는 말을 들었다. 그때부터 그동안 즐겨 먹던 햄버거, 단팥빵, 라면을 밥으로 바꾸고 햄, 소시지, 케이크, 튀김, 과자를 각종 채소와 견과류, 과일로 바꾸고 우유, 콜라, 청량음료는 물과 감잎차로 바꾸었다. 집에서는 현미 잡곡밥을, 외출해서는 된장찌개, 순두부, 비빔밥, 김밥 등 밥 종류를 주로 먹었더니 결국 86kg에서 3일 만에 84kg으로 2kg이 빠졌고, 1개월 후 4kg이 빠져 82kg이 되었고, 2개월 후 79kg, 3개월 후 77kg이 되었다.

그렇게 빠지지 않던 뱃살이 빠지니 내가 스스로 비전을 찾고 일도 알아서 척척 만들어 가는 긍정의 힘을 느끼게 되었다. 또한, 아침 9시에 기상하던 내가 아침 5시에 기상하는 아침형 인간으로 바뀌게 되었다. 스포츠 신문만 읽던 내가 인문학과 자기계발 책을 읽고, 상대방의 말을 많이 들어주며 질문을 하다 보니 언제부턴가 대인관계가 몰라보게 개선되었다.

식사습관 하나 바꾼 것이 이렇게 많은 긍정의 변화를 주다니 신기할 따름이다. 단순 탄수화물, 인스턴트 가공식품, 패스트푸드 등을 적게 먹고 야식이 당길 때도 오늘 하루만 참았다. 하루하루 절제하다 보니 기적이 일어난 것이다. 실패한 복싱 선수에서 긍정의 파이터로 변신한 이희성 컨디션 트레이너!

Chapter 02

맨땅 다이어트
7단계 하루 실천

 나는 운동선수 생활과 부상으로 인한 좌절의 기간, 그 이후의 트레이너 생활 등 거의 40년의 경험을 살려, 살을 빼려면 통상적인 다이어트 대신 살 안 찌는 습관인 맨땅 다이어트 7단계를 강조해 왔다. 살이 찐 사람과 살이 안 찐 사람의 차이는 오늘 하루 '먹고 마시는 습관'의 결과라는 것이다.

 사람들은 자신의 몸을 자기 마음대로 조절할 수 있고 마음만 먹으면 얼마든지 체중을 줄일 수 있다고 생각한다. 정말 그럴까?

 우리 몸은 걷고 달리는 등 움직이는 것을 제외하면 자신의 의지력으로 바꿀 수 있는 건 거의 없다. 체중, 체온, 뱃살은 내 마음대로 조절할 수조차 없다. 다이어트의 성공은 의지가 아니고 몸이 알아서 하는 규칙적인 습관의 결과이다. 오랜 기간 선수생활과 트레이너와 강사로 활동하면서 나는 다이어트가 너무 상업적으로 변했다는 것을 알게 되었다. 그것을 누가 알려주지도 않고 알려주어도 믿지를 않는다. 너무나 많은 다이어트 광고가 우리를 세뇌시키고 있기 때문이다. 그래서 많은 사람이 다이어트를 너무 쉽게 생각하고 너무 쉽게 포기한다. 다이어트의 성공률은 불과 0.5%. 200명 중 1명이 성공한다.

이제 다이어트에 실패를 맛본 199명을 위한 실패 없는 '맨땅 다이어트 7단계, 살 안 찌는 습관 만들기'를 요약하면 다음과 같다.

1. 아침 기상 후 기지개 켜기
2. 화장실에서 복부 마사지하기
3. 하루 세끼 국물 줄이기
4. 인스턴트 식품과 패스트푸드 줄이기
5. 야식 줄이기
6. 운동은 1분 체조, 5분 걷기
7. 하루 감사로 시작해서 감사로 마무리하기

‖ 제1단계: 아침 기상 후 기지개 켜기

나는 아침에 기상하면 제일 먼저 기지개를 켠다.

사람들은 나이가 들면 어깨 관절이나 어깨 근육이 자주 뭉친다. 자연스러운 노화 현상일 수도 있고, 활동량이 줄었기 때문일 수도 있다. 움직이지 않는 근육은 굳어버리고 굳어버린 근육은 신경을 누른다. 전날 쌓인 어깨 피로를 풀지 못했다면 아침 일찍 일어나 어깨 근육과 목덜미를 어루만져 뻐근함을 풀어주는 것은 좋은 습관이다. 개나 고양이도 잠에서 깨어나면 제일 먼저 몸을 쭉쭉 늘려준다. 기지개를 켜면 잠들어 있던 뇌와 척추를 자극하여 전신을 깨운다.

그다음은 어깨와 머리를 돌리고 얼굴에 미소를 지으며 '나는 오늘 감사로 시작한다.'라 되뇐다. 이미 그렇게 실천하고 있는 분들은 얼굴이 밝다. 시작이 반이라는 말이 있다. 아침 기상 후 기지개를 켠다는 것은 욕심 없는 너그러운 마음, 끝없는 도전, 감사로 시작한다는 의미이다. 이어서 자리에 앉아 5분간 기도와 명상을 하고, 오늘 할 일을 계획하고 이를 차근차근 실천한다.

‖ 제2단계: 화장실에서 복부마사지 하기

화장실에 가서 복부마사지를 한다. 그러면 내장은 알아서 소화, 흡수, 배설 등을 시켜준다. 내장에는 뇌세포가 1천억 개나 존재한다고 한다. 19세기 독일의 신경학자인 아우에르바하(Auerbach)는 창자를 해부하던 중 창자에서 뇌 신경 다발을 발견했다고 한다.

한방에서는 치매의 원인을 뇌의 이상에서 찾지 않고, 오히려 내장의 이상이 뇌에 영향을 미치는 것으로 보고 있다. 그러니 오장 육부의 이상이 두뇌에 나타날 수도 있다. 스트레스로 과음, 폭식, 야식 등으로 지쳐 있는 현대인들의 내장은 휴식이 필요하다. 나는 아침에 기상하면 화장실에 가서 두 손을 모아 손끝으로 복부마사지를 1~2분 정도 하는데, 그 덕분에 변이 시원하게 잘 나온다.

그 방법은 변기에 앉아서 두 손을 모아 두 손끝으로 복부를 골고루 주물러준다. 특별한 법칙은 없다. 정답은 정성껏 주물러주는 것이다.

∥ 제3단계: 하루 세끼 국물 줄이기

나는 1997년 결혼하기 전까지 점심과 저녁 하루 두 끼의 건강법 식사를 했고, 결혼 후에는 아내의 권유로 하루 세 끼를 먹었다. 두 끼 식사와 세 끼 식사를 비교하면 다음과 같다.

점심과 저녁 두 끼를 먹을 때는 저녁 과식과 야식이 반복되었다. 저녁을 먹고 야식을 안 먹으려 해도 아침을 거른 상태에서는 야식을 안 먹는 게 거의 불가능했다. 그래서 하루 세 끼 식사로 바꾸어 아침을 먹어보니 저녁을 적당히 먹을 수 있고 야식도 줄이는 효과를 보았다. 지금은 하루 세 끼를 규칙적으로 먹고, 대신에 간식이나 야식은 거의 하지 않는다.

그런데 가끔 가족들과 야식으로 피자, 떡볶이, 케이크 등을 먹을 때가 있다. 한 달에 서너 번 정도이다. 가족의 소통도 중요하니까! 하지만 나는 가급적 하루 세 끼 건강법을 꼭 지키려고 노력한다.

∥ 제4단계: 인스턴트 가공식품 패스트푸드 줄이기

살을 빼기 위해서는 적게 먹고 운동하는 것보다 먹지 말아야 할 음식과 음료를 먹지 않는 게 더 중요하다. 특히 밀가루에 나트륨, 인공감미료, 트렌스 지방이 들어간 햄버거, 빵, 과자, 케이크, 튀김, 초콜릿, 시리얼, 스낵 등을 줄이고, 설탕이 들어간 콜라, 청량음료, 커피믹스, 시판 과일주스 등의 음료는 줄이거나 마시지 않아야 한다.

로컬푸드(local food) 운동

신토불이(身土不二)라는 말이 있다. 우리 몸에는 우리 땅에서 자란 농산물이 체질에 맞는다는 뜻이다. 그러나 체질뿐 아니라 식품의 안전에도 농산물은 우리 가까이 있는 게 좋다. 자기가 사는 땅의 음식이 몸에 좋다는 것이다.

식품의 안전을 좌우하는 것은 유통기간과 소비자와 생산자 간의 거리이다. 거리가 멀면 운송시간이 길어진다. 수입농산물은 배송기간이 길다. 배에 실었다가 차로 옮겨 짐짝으로 다루기 때문에 농산물에 흠집이 나기도 한다. 이것을 막기 위해 농약과 방부제를 사용하게 된다. 수입 유기농이라 해도 유통기간이 길어서 유기농 그대로 수입되기 힘들다. 농산물 재배 과정에서 뿌려지는 농약은 햇빛과 비바람에 의해 많이 분해되지만, 유통과정에서 뿌려지는 농약은 식품 위에 그대로 남아있어 위험하다. 식품이 생산되는 곳이 멀면 소비자의 통제가 훨씬 어려워진다. 어디서 어떤 방식으로 생산되는지 알 수 없기 때문이다. 소비자의 식탁에 오르기까지 중간 단계가 많으면 문제가 생길 확률이 높아진다.

로컬푸드(local food) 운동은 미국이나 일본에서 전개되고 있는 것으로, 식품의 안전성을 얻기 위해 가까운 곳에 있는 식품을 먹자는 운동이다.

우리나라 신토불이와 비슷하다.

▍제5단계: 야식 줄이기

　운동선수의 승패는 많은 부분 잠자기 전의 식사량에 좌우된다 해도 과언이 아니다. 경기 전날 선수들은 긴장이 되어 잠을 잘 자지 못하는 편이다. 그런데 잠자기 전 야식을 많이 먹으면, 밤새 음식물을 소화시켜야 하기에 에너지가 많이 소모되어 다음 날 몸이 무거워 경기를 망칠 확률이 높다. 그러나 잠자기 전 뱃속에 소화 시킬 음식이 없으면 잠이 좀 부족해도 몸은 빨리 회복하여 경기에 승률을 높일 수 있다.

　나는 김연아 선수의 위대함은 엄청난 훈련량을 견뎌낸 것도 있지만, 운동을 마친 후 저녁 먹고 잠자기 전까지의 휴식시간에 야식을 피했다는 사실에 박수를 보낸다. 김연아 선수와 어머님, 정말 존경스럽다.

　늦은 밤 야식으로 아침을 헐레벌떡 바쁘게 시작하는 사람과, 야식을 안 하고 아침을 가볍게 일찍 시작하는 사람의 미래는 분명 다를 것이다.

> ### 잠자기 전에 야식을 끊을 수 없다면
> ### 과일로 대체하자!

▍제6단계: 운동은 1분 체조, 5분 걷기

　운동은 하루 30분을 해야 하는지 60분을 해야 하는지, 혹은 일주일에

3회가 좋은지 6회가 좋은지 따지는 것은 철학적 논쟁일 뿐이다. 사람의 나이, 체력, 체중, 자세, 활동량에 따라 달라져야 한다.

운동의 중요성은 꾸준히 하는 데 있다. 매일 무리하지 않게 1분 체조, 팔굽혀펴기 5회, 앉았다 일어나기 5회 정도로도 충분하다. 이렇게 조금씩 시작하면 운동을 더 하고 싶은 충동을 느끼고 운동에 대한 자신감도 생긴다. 틈틈이 5분 걷기도 해보자. 오전 9~11시 사이에 5분, 오후 2~5시 사이에 5분, 저녁 7~9시 사이에 5분. 걸을 때는 숨을 '호, 호' 내쉬면서 두 발을 내디디고, 숨을 '흡, 흡' 2번 들이쉬기를 반복하며 걸으면 잡념도 없어지고 마음이 편안해진다. 하루 15분만 더 걷거나 더 움직이는 습관은 수명을 3년 더 늘릴 수 있고, 30분만 더 움직이면 사망률을 4%나 낮출 수 있다는 연구결과도 있다.

운동은 내일부터가 아닌 지금 1분 체조나 5분 걷기로 시동을 거는 것이다.

‖ **제7단계: 하루 감사로 시작해서 감사로 마무리하기**

잠들기 전 하루를 보내며 5분 감사일기를 쓰거나 감사 명상을 한다. 나는 그런 습관으로 벌써 5년이 지났다. 그동안 코로나로 강의가 줄고 스트레스로 삶이 완전 바닥이 났지만, 이런 나에게 감사기도와 명상이 많은 힘이 되었다.

가난한 미혼모에게서 태어나 할머니 손에서 자랐고 사촌오빠에게 성폭행을 당해 미혼모가 되었는데, 아이는 태어난 지 2주 만에 죽고 그 충격에 가출과 마약으로 하루하루 의욕이 상실되었던 107kg의 오프라 윈프리! 그녀는 전 세계 1억 4,000만 시청자를 웃고 울리는 토크쇼의 여왕으로, 미국인이 존경하는 여성으로 부와 명예를 동시에 가진 여성이 되었다.

그녀가 하루라도 빼먹지 않는 일은 날마다 감사일기를 쓰는 것이었다. 감사일기는 다음과 같다.

오늘도 일어나게 해주셔서 감사드립니다.
오늘도 파란 하늘을 보게 해주셔서 감사드립니다.
오늘도 스파게티를 먹게 해주셔서 감사드립니다.
오늘도 얄미운 짓을 한 동료에게 화를 내지 않는 참을성을 주셔서 감사합니다.
오늘도 내가 즐겨 읽는 책을 써 준 작가에게 감사합니다.

그녀는 감사를 통해 인생에서 소중한 것이 무엇인지, 삶의 초점을 어디에 맞추어야 하는지를 알았다고 한다.

과식과 폭식이 뱃살의 원인이 된다는 것을 알면서도 자꾸만 반복되는 것은 무엇 때문일까? 바로 '스트레스'다. 이제 일상의 스트레스를 감사일기로 날려버리고 하루하루 건강한 삶의 여행을 떠나보자.

뱃살 빠지는 감사일기
1. 나는 날마다 음식을 먹을 때 국물을 남길 수 있어서 감사합니다.

2. 나는 날마다 밀가루 가공식품을 절제할 수 있어서 감사합니다.

3. 나는 날마다 야식을 안 먹을 수 있어서 감사합니다.

*출처: 《빼: 친절한 뱃살사용설명서》

하루하루 체크 리스트

1일차 　　　　　　　　　만족 ○, 보통 △, 불만 × 실천 체크

구분	살이 안 찌는 습관 만들기	실전 체크
1단계	아침 기상 후 기지개 켜기	
2단계	화장실에서 복부마사지 1분	
3단계	하루 세끼 먹기, 국물 줄이기	
4단계	인스턴트 식품, 패스트푸드 줄이기	
5단계	야식 줄이기	
6단계	운동은 1분 체조나 5분 걷기	
7단계	하루 감사로 시작해서 감사로 마무리하기	
감사1		
감사2		
감사3		
	체중(　　kg) / 허리 사이즈(　　cm)	

*체중과 허리 사이즈는 기상 후 측정.
허리 사이즈는 배꼽이 기준

에필로그

맨땅다이어트 7단계는 살만 빼는 프로그램이 아니다. 하지만 매일 같이 실천하다 보면 살이 안 찌는 습관이 새롭게 만들어진다. 이 책의 목적은 체중을 줄이기 위해 흔히 시도해왔던 다이어트가 오히려 살 빼기 어렵게 한다는 사실을 제대로 알려주는 것이다.

채식주의자는 고기는 안 먹고 주로 채소만 먹는다. 이들은 맛있는 스테이크를 보고도 먹고 싶다는 욕구보다 이를 외면하거나 무시하는 게 즐거울 수도 있다. 그렇다고 채식주의자처럼 살라는 건 아니다. 오늘부터 맛있는 빵, 과자, 튀김, 도넛, 케이크를 외면하는 습관을 만들자.

1. 식습관 - 천천히 씹어 맛을 음미하면서, 물은 식사 1시간 후부터 마신다. 《완벽한 식사법》을 집필한 수전 퍼스 톰슨에 의하면 인스턴트 가공식품을 멀리하면 기분이 좋아진다고 한다. 특히 설탕은 신체 기능을 약화시키는 것으로 알려졌다. 과일과 채소를 많이 먹으

면 기분이 좋아지고 불안감과 우울증이 회복된다. 연구결과 하루 채소를 먹은 십 대 청소년들은 즉시 행복감을 느꼈으며, 매일 채소를 먹는 성인은 자주 먹지 않는 사람들보다 불안감과 우울증을 덜 느끼며 과일과 채소를 먹는 횟수가 많아질수록 더 행복해진다고 한다.

2. 운동습관 - 운동은 기억력, 집중력, 학습 능력, 알츠하이머병도 예방하고, 심장도 튼튼하게 해주며 자존감도 높여준다. 그러나 운동으로 해결되지 않는 게 한 가지 있다. 그것은 체중감량이다. 운동보다 중요한 것은 음식조절과 활동량이다. 운동은 살 빼기의 목적이 아니라 일상에서 받는 스트레스를 풀고 부족해지는 자신감과 성취감을 찾는 대안으로 활용해야 한다. 살을 빼기 위해 운동을 하면 실패하고, 스트레스를 풀기 위해 운동을 하면 성공한다.

3. 마음습관 - 행복과 자유를 느끼지 못하는 다이어트는 아무런 쓸모가 없다. 운동은 스트레스를 풀기 위해서 하는 것이고, 음식은 감사하기 위해서 먹는 것이 좋다. 운동도 절제하고 음식도 절제할 때 최고의 행복과 자유가 따라온다.

몸과 마음의 균형이라는 관점에서 몸은 곡류와 채소, 과일, 생선, 견과류를 잘 씹고 팔과 다리, 허리와 어깨를 좌우 골고루 움직이며, 마음은 감사와 절제로 건강한 삶을 살도록 도와주는 것이 이 책의 목적이다.
그동안 뱃살의 원인은 과식에다 운동 부족인 것으로 알고 있었지만,

이제는 음식조절능력을 상실시키는 인스턴트 가공식품, 패스트푸드, 등의 음식을 줄이거나 지혜롭게 먹는 방법을 찾는 것이다. 그렇다. 죄는 미워하되 사람은 미워하지 말라고 했다. 우리의 무지와 악습은 누가 알려주지 않아서 몰랐고, 몰랐으니까 올바른 습관을 만들지 못했다.

맨땅 다이어트 7단계를 꾸준히 실천하면 일상에서 의지와 관계없이 먹게 되는 햄버거, 피자, 과자, 라면, 도넛, 케이크 등의 음식을 무시하거나 먹지 않게 된다. 그러면 몸이 가벼워져 스스로 운동을 하게 되고, 뭔가 의미 있는 일을 하게 될 것이란 긍정의 자신감도 생긴다.

준비되었나요?
이제 시작입니다!!!

평생 살 안 찌는 습관 만들기

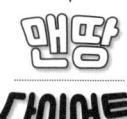
맨땅 다이어트

개정판 1쇄 발행 2025. 4. 10.

지은이   이희성
펴낸이   김병호
펴낸곳   주식회사 바른북스

편집진행 김재영
디자인   김민지

등록   2019년 4월 3일 제2019-000040호
주소   서울시 성동구 연무장5길 9-16, 301호 (성수동2가, 블루스톤타워)
대표전화 070-7857-9719 | **경영지원** 02-3409-9719 | **팩스** 070-7610-9820

•바른북스는 여러분의 다양한 아이디어와 원고 투고를 설레는 마음으로 기다리고 있습니다.

이메일   barunbooks21@naver.com | **원고투고** barunbooks21@naver.com
홈페이지 www.barunbooks.com | **공식 블로그** blog.naver.com/barunbooks7
공식 포스트 post.naver.com/barunbooks7 | **페이스북** facebook.com/barunbooks7

ⓒ 이희성, 2025
ISBN 979-11-7263-305-9 03190

•파본이나 잘못된 책은 구입하신 곳에서 교환해드립니다.
•이 책은 저작권법에 따라 보호를 받는 저작물이므로 무단전재 및 복제를 금지하며,
 이 책 내용의 전부 및 일부를 이용하려면 반드시 저작권자와 도서출판 바른북스의 서면동의를 받아야 합니다.